面部皮肤病答疑解问

主 编 李雪莉 孙秋宁 禹卉千

世界图书出版公司

图书在版编目（CIP）数据

面部皮肤病答疑解问 / 李雪莉，孙秋宁，禹卉千主编 . -- 北京：世界图书出版公司，2020.7
ISBN 978-7-5192-7413-9

Ⅰ. ①面… Ⅱ. ①李… ②孙… ③禹… Ⅲ. ①面部疾病—皮肤病—防治—问题解答 Ⅳ. ① R751-44

中国版本图书馆 CIP 数据核字 (2020) 第 065223 号

书　　　名	面部皮肤病答疑解问
（汉语拼音）	MIANBU PIFUBING DAYI JIEWEN
主　　　编	李雪莉　孙秋宁　禹卉千
责 任 编 辑	韩 捷　崔志军
责 任 校 对	原 源　李秘秘
装 帧 设 计	包 莹
出 版 发 行	世界图书出版公司长春有限公司
地　　　址	吉林省长春市春城大街 789 号
邮　　　编	130062
电　　　话	0431-86805551（发行）　0431-86805562（编辑）
网　　　址	http://www.wpcdb.com.cn
邮　　　箱	DBSJ@163.com
经　　　销	各地新华书店
印　　　刷	长春市农安胜达印刷厂
开　　　本	787 mm × 1092 mm　1/16
印　　　张	11
字　　　数	122 千字
印　　　数	1—5 000
版　　　次	2021 年 1 月第 1 版　2021 年 1 月第 1 次印刷
国 际 书 号	ISBN 978-7-5192-7413-9
定　　　价	48.00 元

编 委 会

主　审　李振鲁

主　编　李雪莉　　孙秋宁　　禹卉千

副主编　杨　斌　　李远宏　　杨　莉　　黄玉成

编　委　（按姓氏笔画排序）

王伟霞　　王建波　　邓丽娜　　李云飞

李丽娜　　吴华娟　　郑颖娜

序

我认识三位主编已将近20年，他们长期工作在三级甲等医院临床第一线，每年诊治上万名患者，处理了大量疑难、复杂的皮肤疾病，尤其是在面部损容性疾病的诊断治疗方面有深入的研究，积累了丰富的临床经验。同时他们也发现，很多问题性皮肤因早期的症状不典型或未及时就诊而延误了病情的诊治，许多损容性皮肤病与长期不当的面部护理、治疗有关，因而为读者朋友提供正确的皮肤护理、诊疗建议，让读者对照症状早就医、明明白白地去看病，使读者在求美之路上避免走弯路、少跳坑，是本书编者的初心和主旨所在。本书汇聚了国内皮肤界尤其皮肤医美界富有经验的李雪莉、孙秋宁、禹卉千、杨斌、李远宏等诸多著名三级甲等医院皮肤科教授的心血，他们总结自己大量的临床实战经验，为读者解决实际生活中常见的各种损容性皮肤病困惑，既专业细致又通俗易懂，既是良师又是益友。

《面部皮肤病答疑解问》一书所列疾病多是读者日常关心的问题，如面部红斑、色素、黑痣、肿瘤，以及目前常用的医疗美容方法、设备、真实的疗效和日常皮肤的护理方法、护理雷区等，以症状为主导，为患者清晰地提供了可能需要做的检查，用通俗易懂的语言阐明了疾病的发生机制和治疗方法。本书对于读者是一本难得的科普书籍，对于问题皮肤的患者是可信任的诊病指南，对于新步入皮肤病学和医美专业的年轻医师同样具有一定的参考价值。

最后感谢撰写团队和编辑为本书的顺利付梓耗费了大量心血，他们对问题的设计和语言的组织反复推敲，几易其稿，力求精益求精。感谢各位编者为我们呈现如此有意义的佳作。

李振香

河南省人民医院皮肤科教授

2020 年 4 月 13 日

前　言

美是人类追求的永恒话题，尤其是皮肤的健康是大多数人所追求的。良好的质地、健康的光泽、协调的轮廓是衡量面部皮肤健康的重要指标。

然而，很多人面部出现皮肤问题时，首先想到的并不是来医院就诊，而是参考某种经验、亲戚朋友传授的偏方或去不正规的美容院治疗，导致皮肤问题越来越严重，最后迫不得已才来医院就诊。身为皮肤科医生，当看到患者因各种不当治疗导致面部问题加重进而造成治疗困难时，我们的内心是自责的。作为医务人员，我们没有做好宣传教育，没有普及医疗常识。带着这样的初衷，我们想把日常生活中常见的面部皮肤问题进行科普性的阐述，纠正错误观念，普及正确知识，让大家对常见的面部皮肤问题有一个正确的认识，能够在疾病的早期正确干预，不至于出现损容性或难治性皮肤问题。

在《"健康中国2030"规划纲要》指导下，基于让老百姓"对照症状早就医，明明白白去看病，高高兴兴保康复"的指导原则，我们组织专家认真撰稿，编写此书。

在书中我们阐述了常见的色斑、红斑、增生性疾病等皮肤病的病因及认识误区、治疗方法等。如黄褐斑、雀斑、痤疮、面部皮炎湿疹、黑色素痣、瘢痕等，均是常见病、多发病，也是门诊就诊中占的比重比较大的。

预防大于治疗，我们也给读者普及了日常护肤、防晒等知识，使读者对日常皮肤护理有所依从，对自己的日常生活是一个很好的指导。另外，对于市场上琳琅满目的各种美容治疗比如激光、果酸、射频、注射美容等，大众也是普遍感兴趣，但是苦于没有专业介绍，加上目前很多私立美容机构以盈利为目的，片面夸大适应证，进行过度治疗导致皮肤出现"激素脸"，甚至出现敏感肌肤、注射后感染、皮肤坏死等严重问题。因此，对于近年市场比较热门的美容项目，我们也一一进行了科普。

非常感谢我们科室团队的辛勤付出，也非常感谢一起参与编写的北京协和医院皮肤科孙秋宁教授、南方医科大学皮肤病医院院长杨斌教授、中国医科大学第一附属医院皮肤科李远宏教授等，感谢世界图书出版公司的邀约支持。编写中我们尽力做到风格一致，语言通俗易懂，使不懂医学的读者看完此书也能知道遇到某种皮肤问题该怎么办。

非常希望这本书能给读者带来收获，也非常希望读者能把此书推荐给周围的人，让我们携起手来，共同传播健康知识，让我们的皮肤——人体体表最大的器官成为我们最漂亮的外衣！

李雪莉

2020 年 4 月

目 录

第一部分

面部色斑性皮肤病

对照症状早就医

 1. 皮肤白的人更容易长斑吗？

　　"斑"是大众对后天色素沉着性疾病的一个俗称，常见的有黄褐斑、雀斑、老年斑（脂溢性角化病）、炎症后色素沉着等（图 1-1，图 1-2）。这类疾病的发病率与种族、肤色是否相关并没有明确的研究结论，但现有的文献提示肤色较深的亚洲人及印度人更容易出现黄

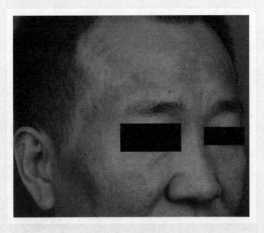

图 1-1　黄褐斑

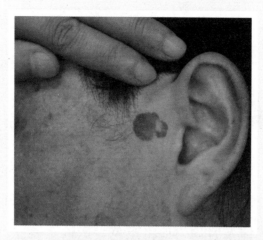

图 1-2　老年斑

褐斑及炎症后色素沉着。而生活中我们觉得皮肤白的人更容易长斑可能是因为肤色的反差，"斑"更容易被关注。

2. 面部黄褐斑的病因是内分泌失调吗？

面部黄褐斑又被称为蝴蝶斑，它的发病机制尚未明确，内分泌失调是其可能致病因素之一。内分泌代谢失调常导致雌激素释放升高，而研究表明雌激素可以促使黑色素细胞过量分泌黑色素颗粒，进而产生色素沉着。同时这也解释了以下问题：为什么黄褐斑好发于中青年女性，而绝经后有些黄褐斑逐渐减轻；为什么流产、妊娠、口服避孕药的妇女发病率更高；为什么黄褐斑患者多合并有月经紊乱、卵巢囊肿、子宫肌瘤等妇科疾病。

3．脸上的黄褐斑和化妆品有关系吗？

黄褐斑病因不明确，是一种多因素疾病。目前的研究提示皮肤屏障受损可诱发黄褐斑的形成。皮肤屏障破坏导致角质层水分减少，角质形成细胞不能及时均匀地将黑色素运输至表皮，从而使黑色素沉着。而随着人们生活水平的提高，大家对美的追求更加强烈，越来越多的人不当或过度的应用各种嫩肤、焕肤、美白系列化妆品，这些化妆品中往往含有角质剥脱剂或激素等违禁成分，长期使用会造成皮肤的损伤。因此，当您面部出现黄褐斑时，不妨先排查一下自己的化妆品。

4．黄褐斑是不是代表肝脏有病？

黄褐斑还被称为"肝斑"。肝病患者面部常出现黄褐色色素沉着性斑片，然而出现了"肝斑"并不代表肝脏就有病。因为小名"肝斑""蝴蝶斑"、大名"黄褐斑"病因有多种，如日晒、遗传、妊娠、内分泌紊乱、避孕药、化妆品、精神压力、甲状腺功能亢进症、内脏肿瘤等，并且因为与妊娠有关，本病多见于孕妇，还被称为"妊娠斑"。

5．黄褐斑和长期吃避孕药有关系吗？

目前市面上的口服避孕药其主要成分是雌、孕激素，而雌激素可增强黑色素细胞活性，使黑色素分泌水平升高，孕激素可促进黑色素体的转运，因此，服用避孕药一直被认为是黄褐斑的一个诱发因素。那服用避孕药就一定长斑吗？其实并不然，黄褐斑与避孕药的相关性为 11.3% ~ 46%。也就是说，在黄褐斑形成中，避孕药虽然发挥了一定的作用，但在另一部分人群中，其作用甚微。

6．只有女人才会有黄褐斑吗？

黄褐斑是一种常见色素沉着性疾病，虽然女性多见，但是该病并不仅限于女性，男性也会出现黄褐斑。黄褐斑患者中男女比率大概为1：9，再加上男性对美的需求以及在意程度小于女性，所以常常被大众所忽略。

7．高档化妆品可以阻止面部长斑吗？

面部可出现多种色素斑，如黄褐斑、雀斑、老年斑等。黄褐斑病因不清，可能与遗传、紫外线照射、性激素改变、皮肤屏障功能破坏、某些药物及疾病相关；雀斑与遗传相关，日晒后诱发或加重；老年斑也就是脂溢性角化病，病因同样不明确，可能与遗传、日晒、感染等相关。由疾病的病因学我们可以看到，这些斑的发生与化妆品关系并不是特别密切，当然选择错误的化妆品还有可能导致皮肤屏障功能破坏诱发黄褐斑。那化妆品对黄褐斑的治疗就一点作用没有了吗？答案是否定的，还是可以使用正规的化妆品来防止长斑的，比如防晒类化妆品。

8. 父母有雀斑，孩子脸上以后一定会长吗？

因为雀斑的发病有家族聚集现象，所以研究者及大众都倾向认为它是遗传性疾病。那父母的雀斑一定会遗传给小孩吗？其实并不是百分之百的。遗传因素是雀斑发病的主要因素，紫外线照射可以诱发和加重雀斑（图1-3）。因此，雀斑的形成往往是具有雀斑遗传易感性的人过度暴露于日光以及紫外线所导致。

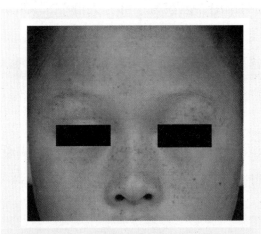

图1-3 儿童雀斑

9. 如何区别黄褐斑与颧部褐青色痣呢？

一般可以从以下几个方面进行区别：①年龄：黄褐斑好发于中青年女性；颧部褐青色痣青年女性居多；②部位：黄褐斑好发于面颊、前额中央或眉毛上方、唇上方，可单侧分布也可对称分布；颧部褐青色痣好发于面颊、前额两侧、鼻翼，常对称分布；③表现：黄褐斑多为不规则的黄褐色斑片；颧部褐青色痣为数个芝麻至绿豆大小青灰色斑点，斑点与斑点互相不融合，中间有正常肤色。

 10．年轻人会长老年斑吗？

老年斑即脂溢性角化病，因为它多发生于老年人，所以被形象地称为老年斑或老年疣。其实老年斑也可发生于年轻人，只是年龄越小发病率越低而已，15～25岁很少发病，而50岁以上的人群发病率却极高。

 11．太田痣只有出生的时候才会长吗？

生活中，很多人认为太田痣是胎带的，也就是出生就有，事实上并不全是如此。根据发病的时间太田痣被分为先天发病和后天发病两类，其中先天发病占50%～60%，另有大概40%的太田痣随年龄的增长而出现，其中2～5岁的儿童期和10～15岁的青少年期是后天发病的两个高峰期。

 12．不熬夜为什么还会有黑眼圈呢？

我们常常把眶周的色素沉着称之为黑眼圈，认为经常熬夜、饮用咖啡、吸烟、饮酒、妊娠、情绪困扰等会导致黑眼圈，而作息规律、饮食清淡、情绪平静、使用眼霜后黑眼圈就能消退，其实并不然。黑眼圈是一个多因素作用的结果，目前常分为 3 类：①色素性黑眼圈：常由环境、炎症后色素沉着以及水肿引起；②血管性黑眼圈：眼睑皮肤菲薄透明，其下的眼轮匝肌和血管透过皮肤形成灰暗的外观；③结构性黑眼圈：先天性原因主要是泪槽所形成的阴影，后天性原因主要是由下睑皮肤松弛、眶隔脂肪膨出、水肿等所形成的阴影。

13.用了国外的一种化妆品后脸上皮肤全部变黑了,这是黑变病吗?

使用化妆品后皮肤变黑被称为色素性化妆品皮炎,因多见于女性,所以又被称为女子颜面黑变病（图 1-4，图 1-5）。这可能是由于化妆品中的某些香料、防腐剂和乳化剂等引起面部炎症而导致的色素沉着。最初为淡褐色斑，逐渐加深而呈深褐色、蓝黑色或黑色斑，主要分布于面颊，重者可扩及整个面部。

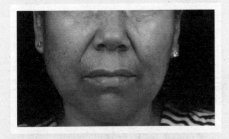
图 1-4　黑变病治疗前

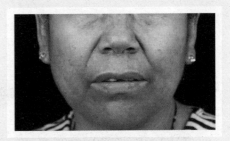
图 1-5　黑变病治疗后

明明白白去看病

 1. 快速祛斑靠谱吗？

经常遇到这样的患者，被标榜着"1周美白，半个月淡斑，1个月祛斑"的化妆品所吸引，结果斑没祛掉，还换来各种皮肤问题。快速祛斑多数是噱头，正规祛斑产品的常用成分主要为熊果苷、维生素C、积雪草提取物、甘草提取物等，这些只能起到缓慢改变的作用。而快速祛斑产品中常含有汞、苯二酚、糖皮质激素等成分，这些成分都会让皮肤在短期内犹如焕肤一般白嫩水透。可是数月、数年之后，汞会让皮肤变黄变黑，严重者还会造成慢性重金属中毒；激素会使皮肤变薄、萎缩、敏感、毛细血管扩张等。

 2. 市场上的祛斑独家偏方可信吗？

生活中不少人被各种祛斑小偏方吸引，短期效果确实很好，可是往往是饮鸩止渴。那小偏方到底是什么，又是如何骗到大家的呢？其实常见的小偏方有以下3类：①剥脱剂：使用含有高浓度的水杨酸、三氯乙酸、维A酸、间苯二酚等，这些成分均可以促进角质层脱落，达到换肤的效果，可是浓度或剂量控制不好会刺激皮肤，导致皮肤红肿，甚至"腐蚀"皮肤；②重金属：含有超标的汞、铅等，这些成分通过快速阻断黑色素的形成而达到祛斑效果，可是长期使用重金属会沉积到体内，甚至引起肾脏、肝脏损害；③糖皮质激素：激素有很强的抗炎作用，可通过抑制黑色素细胞代谢，达到色斑减淡的效果，长期使用后引起皮肤变薄、敏感等，停用后色斑可能更深。

3. 美白针真的能解决面部色斑问题吗？

首先我们来了解一下所谓的美白针，美白针的主要成分有谷胱甘肽、氨甲环酸、维生素 C 等，这些成分具有抗氧化、抑制黑色素细胞中酪氨酸酶的作用，减少黑色素形成，从而达到美白的效果。但这主要针对黄褐斑，而对于天生肤色深、颧部褐青色痣、太田痣等则无效，并且美白针的作用是暂时的，停药后还是有可能复发。

4. "白瓷娃娃""黑脸娃娃"、皮秒激光治疗黄褐斑真的有那么神奇吗？

"白瓷娃娃""黑脸娃娃"、皮秒通俗来讲就是激光治疗，往往适合难治性、顽固性黄褐斑，并不作为常规治疗的首选。第一，激光能量、光斑大小及波长的选择不恰当反而会加重黄褐斑；第二，术后护理很重要，需要严格注意防晒等；第三，激光治疗仅能破坏已形成的黑色颗粒和黑色素小体，暂时减少黑色素的合成及转运。

5. 目前市场祛斑产品琳琅满目、鱼目混珠，如何分清各种祛斑剂（祛斑剂的原理）？

祛斑产品通过以下两种机制起作用，一是防止色素的生成，二是促进生成的色素排泄。常见的有以下几类：①酪氨酸酶活性抑制药：如熊果苷、壬二酸、甘草提取物等；②黑色素颗粒转移抑制药：如烟酰胺；③表皮黑色素代谢催化剂和脱落剂：如 α 羟基酸、亚油酸、水杨酸以及视黄酸等，此类产品注意浓度，高浓度必须在医生的指导下使用；④抗氧化剂：如维生素 C、维生素 E 以及其衍生物等；⑤其他：蚕丝提取物，如丝素和丝肽等。

诊断检查该怎么做

1．VISIA 检测——黄褐斑的透视眼

VISIA 皮肤检测仪通过标准白光、UV 光和偏振光 3 种光源测试皮肤表面至其下 2 mm 的皮肤状况，是目前先进的皮肤图像分析系统，它的出现结束了仅凭肉眼判断皮肤状况的时代。其中 UV 光可以定量地分析面部的色斑，深色代表可见斑，浅色代表色斑可能出现在皮肤表层区域，也就是基底层黑色素细胞可能聚集生长成皮肤表层的色斑，因此常用来检测黄褐斑的面积及深度。

2．什么办法可以检测黄褐斑是否和皮肤屏障受损有关系？

若要测试皮肤屏障功能，无论在临床还是科研工作中，无创性皮肤生理功能测试仪（图 1-6）均为首选，它能客观测定皮肤的皮脂含量、角质层含水量和经表皮水分流失值（TEWL）等指标。国内何黎等的研究证实黄褐斑患者的角质层含水量较正常对照组显著减少，而经表皮水分流失值显著增加。

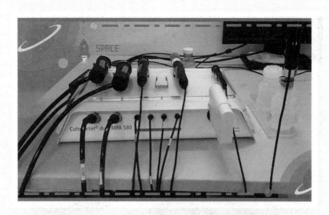

图1-6 无创性皮肤生理功能测试仪

3．分光光度仪——让我来告诉你面部色斑治疗的效果

分光光度仪CM-2600D（图1-7）是皮肤颜色测量最普遍使用的色度仪中的一种，基本原理是计量皮肤对波长范围360～740 nm光的反射率，获得被测皮肤表面的分光光度曲线，并将其转化为L*、a*、b*值。L*反映颜色的亮度，即从白到黑的颜色变化，它主要受黑色素含量影响，黑色素含量越高，L*值越小；a*反映从红到绿的颜色变化，表示皮肤血红蛋白的平均颜色；b*反映从黄到蓝的颜色变化。决定皮肤颜色的主要因素有黑色素、血红蛋白、类胡萝卜素、真皮血管及真皮纤维等。因此，可以用治疗前后的L*、a*值来客观判断面部色斑的疗效。

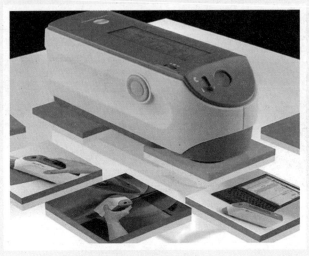

图 1-7　分光光度仪

 4．面部黑变是全身中毒的表现吗？

　　面部变黑有可能是面部黑变病，该病病因复杂，尚不完全明确。但多认为有光敏性物质接触史，比如工业中的煤焦油及其衍生物或化妆品中的矿物油及烃类化合物等，然后于日照后发病。也有部分患者与维生素缺乏、营养不良以及内分泌紊乱有关。因此，面部黑变并非全身中毒。

 5．脸上长斑了，需不需要查内分泌？

　　首先我们要先确定是哪种斑。若是老年斑，则是皮肤良性肿瘤，与内分泌无明显关系，那就没必要去查内分泌。若考虑是黄褐斑，则需要评估是否为性激素水平失调，可以完善性激素六项来排查。若是面部、唇、口腔及身体其他部位也出现较多的色素斑片，一定到医院由医生判断需要哪些检查。

明确疾病聊治疗

 1. 化学剥脱术治疗黄褐斑有效吗？

化学剥脱通过使用化学物质去除部分皮肤表层中的黑色素颗粒及角质形成细胞、加速表皮更新及刺激皮肤表层再生而达到治疗黄褐斑的目的。但因化学剥脱易出现皮肤刺激、水疱形成、炎症后色素沉着，尤其是中－重度剥脱，对于深肤色人群，术后出现炎症后色素沉着的概率相对较高（图1-8）。因此，化学剥脱术常作为黄褐斑治疗的二线选择。

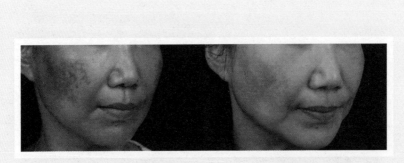

图 1-8 化学剥脱术治疗过度的黄褐斑

2. 黄褐斑的微针治疗能美白吗？

微针治疗就是用微小的针刺入皮肤产生大量的小创口，破坏原有胶原链，诱导更多胶原蛋白产生。同时微针刺入皮肤产生大量微通道，使得屏障于角质层之外的药物经通道顺利通过。因此，部分学者认为微针联合脱色血清、氨甲环酸注射液等产品可改善黄褐斑的色素沉着。

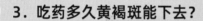 3. 吃药多久黄褐斑能下去？

黄褐斑的发病是一个多因素共同作用的结果，尚没有一种单一治疗方法能达到 100% 的满意效果。因此，服用药物仅能改善。目前关于黄褐斑的治疗方案较多，综合治疗是趋势，在严格防晒的前提下，以外用药物治疗为基础，联合服用抗氧化剂、氨甲环酸、中药等，中重度可选择化学剥脱或激光、强脉冲光等。

4. 强脉冲光——雀斑的救星

强脉冲光是一种连续、多波长的非相干性光，波长范围为 500 ~ 1200 nm，通过选择性光热作用原理达到治疗雀斑的目的。黑色素细胞颜色较深，当作为靶色素，且吸收波长与激光的发射波长一致时，靶色素能被选择性地热损伤，崩解后颗粒碎屑被吞噬细胞吞噬、排出，或者在皮肤表面形成痂皮脱落，使雀斑消失。国内研究报道强脉冲光治疗雀斑有效率达到 96% 左右（图 1-9，图 1-10）。

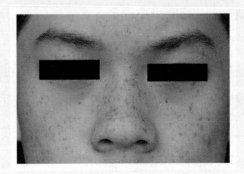

图 1-9　雀斑治疗前

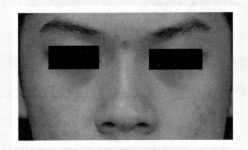

图 1-10　雀斑治疗后

 5. "蒙面纱"——揭不掉的烦恼

　　"蒙面纱"是雀斑的俗称，是一种与日晒相关的好发于上面部的遗传性色素性皮肤病。雀斑的治疗方法有很多，如最初的局部腐蚀、化学剥脱疗法，现在的强脉冲光、调 Q 开关激光等，都可以把恼人的"蒙面纱"揭掉，且目前的激光技术有效率高，不良反应如瘢痕、色素紊乱等发生率较既往的治疗方法要小很多。

6. 雀斑治疗后会复发，还有治疗的必要吗?

雀斑治疗后经过紫外线照射达到一定的积累，还会再次发生。如果注意防晒，再发的概率和程度都会减弱，因此我们要对治疗效果有客观的认识。

7. 颧部褐青色痣能根治吗?

颧部褐青色痣是一种获得性色素性疾病，好发于中青年女性，表现为双颧部和（或）额、颞部出现对称的深褐色或浅褐色色斑多角形斑疹。发病机制尚不明确，可能与性激素、化妆品应用及日晒等相关。目前对于该病首选 Q 开关 Nd：YAG 激光治疗。对国内文献进行汇总，发现颧部褐青色痣多次激光治疗的痊愈率（消退 90% ~ 100%）为 63% ~ 91.3%，单次激光治疗的痊愈率为 20% 左右（图 1-11，图 1-12）。且有报道，12% 的患者会出现复发。

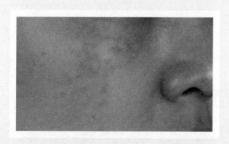

图 1-11　褐青色痣治疗前

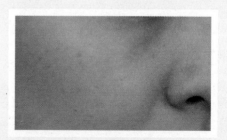

图 1-12　褐青色痣治疗后

8. 太田痣抹药能不能去掉？

太田痣是真皮的黑色素细胞痣，常单侧分布，表现为沿三叉神经眼、上颌支分布的灰蓝色斑片，可累及巩膜。目前治疗太田痣首选激光疗法，外用药物难以到达皮肤真皮消除掉痣细胞，既往无激光应用时曾用植皮、皮肤磨削、液氮冷冻、化学剥脱等治疗，但这些治疗效果差、创伤大、易出现瘢痕或永久性色素改变。由此可见，涂抹药物治疗太田痣并不可取（图1-13，图1-14）。

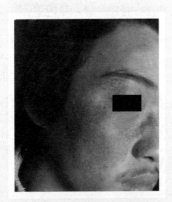 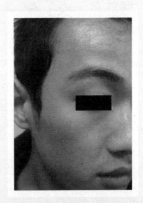

图1-13　太田痣治疗前　　　　　　图1-14　太田痣10次治疗后

9. 太田痣什么时候治疗比较合适？

发现太田痣后应及早治疗。太田痣的色素异常持续终身，并且随着年龄增长，色素沉积逐渐增多，给彻底治疗带来困难；激光治疗破坏的黑色素颗粒需要吞噬细胞的清理、而人体的吞噬细胞功能随年龄增长逐渐下降，所以应及早治疗。

10．太田痣激光治疗是一次就可以吗？

太田痣的黑色素细胞分布于真皮中，甚至达到真皮深部，有学者通过电镜观察太田痣激光术后黑色素细胞的改变，发现真皮中有部分黑色素细胞未被破坏。因此，单次激光治疗并不能达到治愈的效果，往往需要多次治疗才能彻底清除真皮内的黑色素细胞。

11．巩膜里的胎记能用激光治疗吗？

太田痣又被称作眼上颚部褐青色痣，主要累及三叉神经眼支、上颌支分布区域。当沿眼支区域分布时，往往累及巩膜（图 1-15），但我们在临床工作中并不对巩膜进行激光治疗。巩膜就是大家俗称的白眼仁，起到保护眼睛的作用。巩膜厚度 0.6 mm 左右，而我们常用的 Nd ： YAG 激光有效光学穿透深度 1.7 mm。巩膜有炎症反应后易出现眼红、视力下降，且易伴发角膜

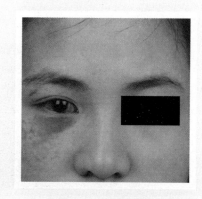

图 1-15　巩膜太田痣

炎、葡萄膜炎，所以巩膜内的胎记是无法使用激光治疗的。

 12. 谁来救救我的黑眼圈?

黑眼圈是一个多因素作用的结果，根据不同的病因选择不同的治疗方法。如对于色素性黑眼圈，可以采用去色素剂、化学剥脱及激光治疗；对于血管性黑眼圈，可以采用脂肪或软组织充填剂以及激光治疗；对于结构性黑眼圈，则需要采取手术治疗（图 1-16，图 1-17）。

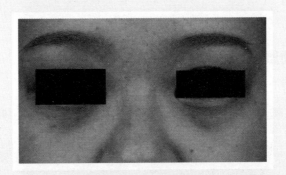

图 1-16 黑眼圈治疗前

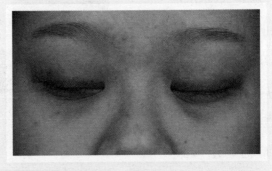

图 1-17 黑眼圈治疗后

13. 黄褐斑能不能彻底去掉呢？

黄褐斑要想彻底去掉，确实是很困难的。平时可以请专业中医师开点儿中药调理自己的内分泌，一般内分泌正常了，黄褐斑颜色会逐渐变淡。还可以多吃些新鲜蔬菜和水果，特别是富含维生素 C、维生素 E 的食物。在日常生活中避免使用含有激素的护肤品，出门打上遮阳伞以避免紫外线对面部皮肤的刺激，以减轻症状，防止复发。(图 1–18，图 1–19)。

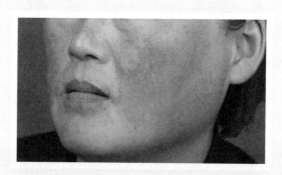

图 1-18　黄褐斑治疗前

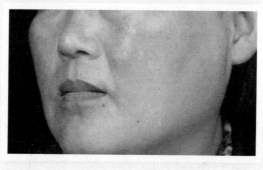

图 1-19　黄褐斑治疗后

检测指标异常应就医

1. 黄褐斑的颜色加深了，是不是位置加深了？

一般来讲，颜色越深，黄褐斑的深度越深，也越严重，但这些都是我们的主观判断。目前随着医疗技术的发展，黄褐斑的检测方法越来越多，例如通过 wood 灯，我们能分辨出黄褐斑是表皮型还是非表皮型，表皮型较浅，治疗效果相对较好。VISIA 皮肤检测仪可通过比对紫外线色斑、棕色斑的范围来判断黄褐斑的面积及深浅。

2. 原来的老年斑是平的，现在表面毛糙了需不需要处理？

老年斑学名是脂溢性角化病，是一种常见的、40 岁之后好发的良性表皮内肿瘤。早期表现为扁平、边界清楚的斑片，表面光滑或略微呈乳头瘤状。随着年龄的增长，老年斑面积可逐渐增大，表面逐渐干燥、粗糙，颜色也可由最初的淡黄褐色或茶褐色变成暗褐色甚至黑色。该病一般不需要治疗，若觉得影响美观或出现瘙痒或破溃、出血、发红等炎症反应时，可采取冷冻、激光或手术治疗。

用药不适须就医

1. 口服妥塞敏治疗黄褐斑月经量减少了，需要停药吗？

妥塞敏的成分是氨甲环酸，它是一种抗纤溶药物，广泛用于各种出血性疾病。在临床工作中，发现长期小剂量的氨甲环酸可以用来治疗黄褐斑。口服氨甲环酸出现的常见的不良反应是轻微胃肠道反应和月经量减少，停药后可缓解。有研究认为饭后服用及月经期暂停服用可减少不良反应的发生。因此，口服妥塞敏可避开月经期，若月经量继续减少，应停止用药。

2. 口服妥塞敏后，饭量减少了，是不是用量出问题了？

口服妥塞敏后，常见的不良反应是胃肠道反应和月经量减少，胃肠道反应包括恶心、呕吐、腹泻、消化不良等。妥塞敏作为止血药物应用时，常规剂量为 $1.5 \sim 3.0 \, g/d$，治疗黄褐斑时我们常选用 $0.25 \sim 0.5 \, g/d$，多数报道显示此剂量在治疗过程中未见不良反应。因此，若于治疗中出现饭量减少，应排查是否空腹用药、是否加大了用量。

3. 祛斑霜初期用，黄褐斑明显淡了，停用后又加重了，怎么回事？

黄褐斑病因不明，为内外多种因素综合所致。治疗方法很多，但尚无一种方法可以一劳永逸根治黄褐斑，即使缓解后仍有部分复发。因此，停用祛斑霜后加重有以下几种可能。①祛斑霜使用不恰当：不当的化妆品选择、不当的洗脸方式，长期刺激皮肤，都有可能使皮肤屏障功能受损，产生黄褐斑；②未注意皮肤防晒：黄褐斑夏重冬轻、主要发生于面部曝光部位，目前认为紫外线照射是其发病原因之一，若斑减轻后不注意防晒，有可能再次加重；③其他：睡眠、压力、激素水平等都有可能导致黄褐斑再次加重。

疾病的预后与转归

 1. 黄褐斑不治疗对身体有影响吗？

黄褐斑是一种色素沉着性皮肤病，不伴有瘙痒、疼痛等不适表现，仅表现为皮肤表皮、真皮色素增加，影响皮肤外观。因其好发于中青年女性面部，多是因其影响美观而就诊。该病对身体健康无影响。

 2. 只要心情好、睡眠好，脸上的黄褐斑就会消退吗？

多种原因可能导致黄褐斑，如紫外线照射、不恰当使用化妆品、妊娠、内分泌紊乱、过度劳累、遗传等。黄褐斑的发病有个体差异，有些与妊娠相关，分娩后色素斑可消失；有些与劳累、心情烦闷相关，若心情好、睡眠好，可能黄褐斑也会逐渐消退。

3. 黄褐斑在更年期后会变淡或消失吗？

虽然黄褐斑病因不明确，但内分泌紊乱与其相关性还是得到学者的认同。育龄期女性发病率高、妊娠期诱发或加重、服用避孕药诱发或加重都证实了雌激素、孕激素升高可增加黑色素量，造成色素沉着。更年期后，雌孕激素水平均有所下降，因此，从病因学角度讲，更年期后黄褐斑会变淡甚至消退。

4. 太田痣如果不治疗会不会自行消失？

太田痣是一种沿三叉神经分布的色素增加性疾病，表现为蓝灰色不规则色素沉着性斑片，多在出生时或婴幼儿期发病。太田痣的色素发生于真皮层，不会自行消退，若不治疗，随着时间的延长、年龄的增长，色素也会沉积增多，颜色逐渐加深加重。

5. 老年斑会不会癌变？

老年斑也就是脂溢性角化病，是一种良性表皮内肿瘤（图 1-20，图 1-21）。病程缓慢，虽有报道可并发基底细胞癌者，但非常少见，因此一般不认为是癌前病变。但若出现瘙痒、炎症反应时，建议手术切除，并且还可对切除后的皮肤组织进行病理学检查。

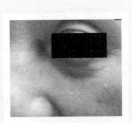

图 1-20 老年斑治疗前

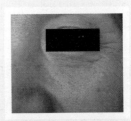

图 1-21 老年斑治疗后

6. 文身去除后局部出现增生而且瘙痒是怎么回事？

若出现这种情况，则考虑增生性瘢痕的可能。增生性瘢痕往往是由于真皮或者深部组织损伤或病变后，创伤愈合中成纤维细胞增生，胶原蛋白、纤维蛋白、氨基多聚糖等的过度沉积而致，常常伴有不同程度的瘙痒。虽然目前的激光技术水平较之前有所提高，但是在操作不当、文身所使用颜料质量欠佳、含有有机金属色素、面积较大、反复多次治疗时，还是可能于文身后出现瘢痕的（图1-22）。

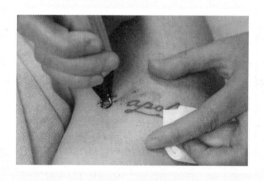

图1-22　祛文身

7. 是"痣"不是"斑"，颧部褐青色痣的治疗不同于黄褐斑？

颧部褐青色痣好发于25～45岁女性。虽发病部位、发病年龄、发病人群与黄褐斑有诸多相似之处，但是发病机制不同，治疗方法也不同。目前认为颧部褐青色痣的发病同太田痣，治疗也是以激光为主。

而黄褐斑治疗方法多样，往往需要联合治疗。

8. 上"斑"女性如何早下"斑"（各种色斑的治疗预后）？

脸上出现色斑时，首先要先正确判断是何种斑。诊断明确后，斑的治疗、斑的预后也就清楚了。一般来讲，老年斑可以选择液氮冷冻或激光治疗，太田痣首选激光治疗；雀斑、颧部褐青色痣也是首选激光治疗；黄褐斑往往需要口服、外用联合光电疗法。若从治疗周期及治疗效果来评估的话，老年斑、太田痣、雀斑优于颧部褐青色痣及黄褐斑。

9. 黄褐斑不治疗会不会面积扩大或者颜色加深？

文中已经反复提到过黄褐斑是一个病因尚不明确的色素沉着性疾病，认为其可能与遗传、紫外线、内分泌紊乱、妊娠、化妆品使用不当、过度疲劳、睡眠差、心情烦闷、药物等多种因素有关。对于黄褐斑的治疗，医生也会首先询问诱发因素，如果与妊娠有关，那么即使不治，等妊娠及哺乳期结束后黄褐斑很大可能也就逐渐消退了。但如果与遗传、紫外线等有关，如果不注意防晒，不给予适当干预，那一般来讲确实会面积越来越大，色素越来越深。

第二部分
面部红斑性皮肤病

对照症状早就医

 1. "天使之吻"的红胎记是什么？

　　红胎记即鲜红斑痣，又称毛细血管扩张痣、葡萄酒斑，是由于先天性真皮乳头层毛细血管畸形而使皮肤上出现形状不规则的红斑，表面光滑，不高出皮肤，压之褪色或稍褪色，面积大小不等，大多发生在颜面和颈胸部（图2-1），也可见于躯干、四肢部位。临床上简单地分为粉红型、紫红型、增厚型。常常患儿一出生即有，也可在出生后不久出现。

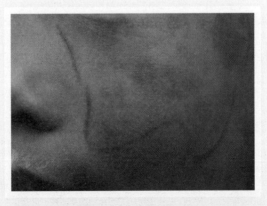

图2-1　鲜红斑痣治疗前

2．红胎记需要尽早就医吗？

红胎记终生都在生长，绝大部分不会自然消退，65% 的患者在 40 岁前后皮损增厚，高出皮肤并出现结节样改变，所以红胎记的治疗越早越好，满月后即可开始治疗。婴儿期皮肤薄、血管位置浅，有利于激光的穿透、吸收和血管的代谢。从临床效果来看，儿童明显好于成年人，所以，红胎记应及早治疗。

3．面部红斑瘙痒脱屑一圈圈扩大，外用皮炎平、氟轻松，为什么不好反而越来越重？

如果面部出现了一圈圈扩大的红斑伴有脱屑瘙痒，那一定要注意了，这可能是面癣。面癣是一种真菌感染性疾病，治疗需要应用抗真菌类药物。皮炎平是一种糖皮质激素药膏，长期外用于面部会导致皮肤屏障破坏、皮肤局部免疫力下降，从而促使真菌的生长，所以效果不但不好还会加重（图 2-2）。

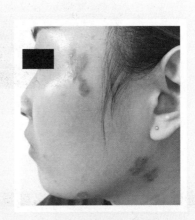

图 2-2　面癣

4. 自从养了宠物后面部红斑没断过，是怎么回事啊？

　　宠物可爱，但是宠物身上的真菌就不可爱了。宠物皮肤极易被小孢子菌所感染。人接触感染的动物后皮肤上会出现皮肤红斑，呈片状，周边可有脱屑，会有瘙痒自觉症状。所以养宠物一定要注意经常检查其皮肤是否有皮肤疾患并及时治疗，以免传染给主人。

5. 一种红斑，多个诊断，究竟哪个更靠谱（脂溢性皮炎还是酒渣鼻）？

　　面中部红斑脱屑、上可见丘疹脓疱，可能为脂溢性皮炎合并酒渣鼻，这两个疾病是容易合并发生的（图2-3）。

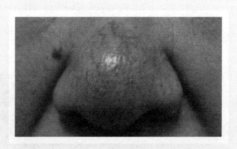

图 2-3　酒渣鼻治疗前

 6. 面部蝶形红斑，没有什么感觉需要就医吗？

　　面部蝶形红斑尤其是双面颊、鼻部的对称性红斑一定要重视，同时要观察一下，日晒后红斑是否加重，有无脱发、关节痛、口腔溃疡等表现，因为此类红斑可能是红斑狼疮。红斑狼疮是一种自身免疫性疾病，可能会伴有系统性损害，比如尿常规异常、血白细胞降低等，一定要前来医院就诊，并做详细全面的体检。

7. 奇怪的面部红斑，只有双眼睑有，是什么情况？

双眼睑红斑可能会有多种情况，比如常见的眼霜过敏或者神经性皮炎，有一部分患者可能还要排除皮肌炎，另外还要注意排除肾脏疾病。

8. 昔日"婴儿肌"，今日为何成为"激素脸"？

成年人很难拥有婴儿般水嫩白皙皮肤，如果为了追求婴儿般肌肤而选用了一些含有激素的劣质护肤品，并长时间使用，停用后面部就会出现红肿、丘疹、瘙痒、烧灼等问题，这很可能就是激素脸，即激素依赖性皮炎。

那么激素是怎么做到让皮肤看起来又白又水嫩的呢？一是激素有收缩血管的作用，而肤色与血管的血红素有关，血管收缩后，皮肤会变白；二是激素对机体有水钠潴留的作用，就是皮肤含水量会增加，变得水嫩。所以敷完含激素的面膜后，短期内会使皮肤看上去光亮、漂亮。

9. 网购面膜使用后，面部出现红肿是刺激还是过敏？

接触化妆品后出现红肿属于化妆品接触性皮炎，可分为变应性接触性皮炎（又叫过敏性接触性皮炎）和刺激性接触性皮炎，两者在临床上有时无法辨别，需进行斑贴试验来确诊或排除对可疑变应原的过敏，斑贴试验是诊断变应性接触性皮炎的金标准。

变应性接触性皮炎的共同特点是：①有一定潜伏期，首次接触后一般不发生反应，经过1～2周后如再次接触同样致敏物才发病；②皮损往往具有广泛性，不局限于接触部位，有过敏体质的人容易发病；③易反复发作，一旦对于某一成分过敏，再次接触时极易发生过敏现象；④斑贴试验阳性。

刺激性接触性皮炎也称"即发性过敏"，指正常皮肤接触刺激物质而引起的组织细胞损伤。

当患者第一次接触这种护肤品时未出现反应，而1～2周后再次接触会出现红斑、水疱、瘙痒等皮肤反应，则考虑为过敏引起；当患者第一次接触护肤品后即刻出现红肿，范围与接触部位一致，考虑为刺激引起。也有的刺激性接触性皮炎是在反复使用后引起的积累反应，需要斑贴试验来鉴别。

10. 不明白的日光疹，是皮肤的弱，还是阳光的错？

进入春季和初夏，日光照射皮肤数分钟到数小时后出现皮疹，有瘙痒症状，这个便是多形性日光疹。多形性日光疹是机体对光诱导的内源性皮肤抗原产生的迟发性过敏反应，随着日光照射的持续增多，皮肤免疫变化，逐渐适应光照射，皮损可减少甚至消失（图2-4）。本病有遗传易感性，发生于特定人群，作用光谱可以是可见光、中波、长波紫外线。因为本病的发生与机体免疫反应有关，所以此病有复发的可能性。

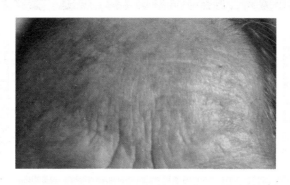

图2-4　日光性皮炎

11. 面部皮肤容易泛红，是敏感性皮肤吗？

在某地区人群调查中，一半以上的人均认为自己是敏感性皮肤。仅仅面部遇冷热温度变化等容易泛红就是敏感性皮肤吗？敏感性皮肤是特指皮肤在生理或病理条件下发生的一种高反应状态，主要发生于面部，在受到物理、化学等因素刺激时皮肤易出现烧灼、刺痛、瘙痒等主观症状，伴或不伴红斑、鳞屑、毛细血管扩张等客观体征，也就是说以主观症状为主。而面部皮肤容易泛红可以与情绪激动、温度、内分泌等有关，有生理性面红、绝经期面红、药物性面红等。因此，认为面部皮肤容易泛红是敏感性皮肤的是个认识误区，必要时可进行相关检查，排除一些疾病引起的可能。

12. 曾用过激素，面部出现红斑瘙痒，就是"激素脸"吗？

"激素脸"的发病率逐年增高，实际上其中不乏有误叫为"激素脸"的。"激素脸"也就是激素依赖性皮炎，好发于颜面部，常常因为反复外涂糖皮质激素类药膏或含有激素成分的不正规化妆品所导致的皮炎。皮损表现：皮肤潮红、丘疹、皮肤萎缩、毛细血管扩张、痤疮样及酒渣鼻样皮疹等。自觉症状：伴烧灼感、疼痛、瘙痒、干燥、紧绷感。诊断要点：病史上患者连续使用激素药品（包括外用强、中、低糖皮质激素或含激素护肤品）数月以上，停用激素药品后数天出现多种症状反弹，半个月左右达高峰，或与使用含激素的化妆品有明确的时间先后关系。这为基本条件，再加上上述一两种临床表现，根据发病部位就可以确诊本病。脸上只用过三五天、十来天的激素软膏是不够资格叫"激素脸"的。

13. 不同的皮疹相同的诊断，教你如何认识"百变"湿疹？

因为双小腿干裂就诊，医生非说是湿疹，流水的才是湿疹，干的能是湿疹吗？这个描述的是乏脂性湿疹，冬季空气干燥，为乏脂性湿疹好发季节，中老年人是好发人群，最先出现于双小腿胫前，表现为干燥、黯淡、脱屑，进一步发展皮肤可出现浅表皲裂，再进一步发展至乏脂性湿疹，大量表皮剥脱。治疗上应使用保湿剂加强保湿，在医生指导下外用糖皮质激素软膏。应用中药乳膏养血润肤，也可有效缓解症状。同时应避免各种外界刺激如热水洗烫及剧烈搔抓，戒烟酒，合理饮食，多喝水，使用加湿器增加空气湿度，都是有助于增加治疗疗效的。湿疹表现可以是多形性的，包括红斑、丘疹、渗出、苔藓样变等皮损，有明显瘙痒症状。因此百变的湿疹还是需要借助皮肤科医生的火眼金睛来鉴别（图 2-5）。

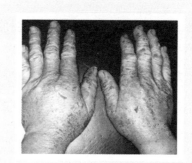

图 2-5 慢性湿疹

14. 柳絮飞扬，诗一般的境界中脸却遭"痒"了，是过敏吗？

春季是柳絮漫天飞的季节，如果接触柳絮后出现红斑、丘疹、瘙痒等问题，那么就是过敏了。如果仅仅出现瘙痒而没有皮疹表现，则可能是面部对外界刺激的不耐受，与皮肤干燥、皮肤屏障功能下降有关，因此要加强皮肤保湿、防晒，外出游玩时注意保护面部，尽量少去花草树木茂盛地方。没有皮疹陪伴的瘙痒更大的可能是敏感。

 15.正常皮肤怎么在经历一次过敏后就变敏感了?

皮肤过敏一次之后变敏感,通常有以下情况:过敏后停用一切护肤品、未及时治疗、炎症持续时间长等,皮肤屏障遭到破坏,从而造成面部敏感。

16.为什么每年开春都会出现面部瘙痒、潮红、干燥、灼热等不适?

因为敏感性皮肤的屏障功能受损,外界的刺激物、致敏原等物质更容易通过受损的皮肤进入。春季是万物复苏的季节,空气中各种花粉、粉尘等致敏原较多,容易诱发皮肤出现瘙痒、灼热刺痛等敏感症状。

17.脸上总是出现一片片发红、小米粒状的红疙瘩,是敏感性皮肤吗?

敏感性皮肤是一种特殊的皮肤类型,指皮肤由多种原因诱发出现的以灼热、刺痛、紧绷等自觉症状为主的高度敏感状态,大多数是不恰当的护肤所导致的,也可伴发于面部其他皮肤疾病如痤疮、湿疹等。

如果瘙痒、干燥等自觉症状不明显,可能是玫瑰痤疮;如果伴有瘙痒、灼热等刺激症状可能是玫瑰痤疮伴发敏感性皮肤或者面部过敏性疾病。

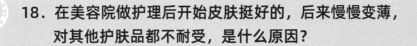

18．在美容院做护理后开始皮肤挺好的，后来慢慢变薄，对其他护肤品都不耐受，是什么原因？

　　美容院的院线产品很有可能含有激素等违禁成分，短期内皮肤会有嫩白的效果，一旦停用会出现红斑、瘙痒、灼热等皮肤敏感症状，长期使用则会出现皮肤变薄，对其他护肤品都无法耐受。

19．皮肤特别敏感，什么都不敢抹，能不能使用儿童的护肤品？

　　敏感性皮肤不仅需要使用护肤品，而且要使用对皮肤屏障有修复作用的功效性护肤品，儿童的护肤品并不适合敏感性皮肤。

20．以前经常使用网上热销的护肤品比如"俏十岁""白里透红"等，为什么使用一段时间后出现面部红血丝、敏感等问题？

　　部分网上热销的产品并不是经过 CFDA 认证的产品，其中添加的成分种类、含量并不清楚，长期使用含违禁成分如激素、重金属等产品，容易出现依赖症状以及面部红血丝、敏感等棘手的问题。

21．敏感性皮肤为什么要使用医学护肤品？

　　医学护肤品是指经过试验和临床验证具有功效性（能够修复皮肤屏障，辅助治疗皮肤病）和安全性（不含有色素、香料、致敏防腐剂等易引起皮肤敏感的添加剂）的一类护肤品。

皮肤屏障损伤是敏感性皮肤发生机制的重要环节，医学护肤品能够有效修复皮肤屏障，在敏感性皮肤的治疗和预防中发挥着重要作用。

22. 如何判断自己面部皮肤是不是敏感性皮肤？

敏感皮肤的表现：有紧绷感、刺痛感、灼热感，在温度、天气或环境变化时皮肤会出现红斑、灼热等不耐受表现，皮肤对普通护肤品都无法耐受，皮肤状态受压力、情绪和月经周期影响。若出现上述症状者则可能是敏感性皮肤。

明明白白去看病

1. 揭秘红胎记就诊误区

红胎记也就是我们常说的血管瘤和血管畸形，一般于出生时或出生后不久出现。婴儿血管瘤是血管内皮细胞良性肿瘤，其特点是出生后数月内显著增长，几年后皮损缓慢消退。血管畸形是血管形态发生了异常，好发于新生儿期，出生后第一年中不迅速增长也不自发消退。部分血管瘤增生可能会发生溃疡。目前对于本病的治疗存在一些误区，包括民间传说应用金镏子擦拭红胎记可以治愈等，或者一些不正规的美容诊所称红胎记可以包治根治等都是不科学的。因此，红胎记的诊治要到正规的医院（图2-6）。

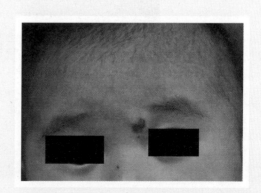

图2-6　面部血管瘤

2．玫瑰痤疮是青春痘吗？可以去祛痘的美容院看吗？

玫瑰痤疮俗称酒渣鼻，是一种发生于鼻、鼻周及面中部的慢性炎症性疾病。而痤疮是常见的慢性炎症性毛囊皮脂腺疾病。因此，玫瑰痤疮不是痤疮。玫瑰痤疮有红斑与毛细血管扩张期、丘疹脓疱期、鼻赘期，不同时期的治疗重点是不同的。美容院一般没有专业的医务人员，缺乏专业的医学知识，很难为大家提供专业的治疗（图2-7）。

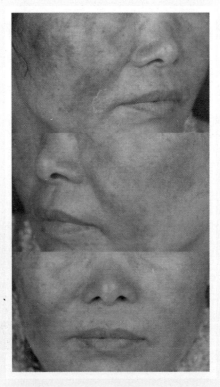

图 2-7　玫瑰痤疮

3. 面部蝶形红斑，您需要知道这些吗？

　　面部蝶形红斑指的是分布于双侧面颊或同时伴有鼻部受累的红斑，看起来像一只蝴蝶。这类患者有可能是患上了红斑狼疮（图2-8），这是一种可能累及内脏系统的自身免疫性疾病。很多患者为了求美可能去美容院行激光治疗，结果不但无效反而越来越重。因为这类疾病不适合做激光，需要进行全身系统性检查和治疗。

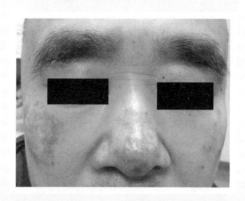

图2-8　红斑狼疮

4. 应用护肤品引起的面部红斑是待其自愈还是及早就医？

　　应用护肤品引起面部红斑瘙痒不适，首先要做的是洗脸。如果将护肤品用清水洗掉后瘙痒等不舒服症状减轻，红斑也逐渐消退，那就交给皮肤自愈吧。如果情况是相反的，那么要及时就医，判断是刺激性接触性皮炎还是变应性接触性皮炎，必要时行斑贴试验，指导以后护肤品应用。面部炎症需及时治疗，避免持续炎症导致皮肤屏障破坏，造成皮肤敏感和色素沉着（图2-9）。

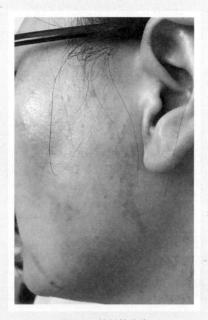

图2-9　接触性皮炎

　5. 面部皮炎、湿疹，曾经"万能"的芦荟胶怎么失灵了？

　　芦荟是一种百合科草本植物，在我国药用历史悠久，具有清热解毒、散瘀、抗菌消炎、软化血管、促进血液循环、促进皮肤组织修复等功效。那么芦荟胶作用等同于芦荟吗？答案是否定的，目前所用到的芦荟胶不是药，属于化妆品，曾经皮炎湿疹应用芦荟胶后好转，皮肤是有自己修复能力的，芦荟胶可能是提供了一个保湿功效。但如果反复起皮炎湿疹，皮肤屏障破坏，易对外界刺激产生免疫应答，此时需要用一些对抗炎症的外用药膏，不能单靠一种护肤品来解决了。

6．湿疹在"表"出来、"毒"排出来后就好了吗？

对于湿疹，西医的治疗是控制症状，可以治愈，不能根除，不少患者转向中医求救。中医是中华民族的瑰宝，为我国医学发展做出了很大贡献。然而，对于湿疹治疗，一些非正规机构以"表"或"排毒"为借口将湿疹治成了泛发性、急性的湿疹，表现就是全身出现皮疹、渗出加重等。因此你所看到的"表"出来及"毒"排出来可能就是你病情加重的过程，要及时到正规医院皮肤科就诊，千万不要耽误治疗时机。

7．激素依赖性皮炎治疗堪比马拉松，"忍"者赢？

由于糖皮质激素本身能抑制表皮细胞的增生代谢，因此造成皮肤变薄、痤疮加重、色素沉着。长期应用含激素成分的化妆品，皮肤就会产生如同上瘾的症状，只要停用，过敏症状就会加重、反弹。恢复受损的皮肤屏障是治疗激素依赖性皮炎、激素过敏性皮炎、红血丝、湿疹、敏感肌肤的有效方法，可抑制毛细血管扩张、钝化神经末梢受体、阻滞致敏原扩散、拮抗热感受器，修复并强健皮肤屏障、抑制炎症、营养皮肤、补充皮肤水分、恢复皮肤自身免疫和再生。因此在停用激素后的治疗中要忍受有病情加重的戒断过程，只有坚持下去才能真正踏出治愈"激素脸"胜利的第一步。皮肤屏障的修复过程漫长，患者要有足够的信心和耐心。

8. 如何正确认识敏感性皮肤"非医"治疗中的"脱敏"治疗？

敏感性皮肤分为生理性和继发性，前者属于皮肤的一种亚健康状态，不合并疾病；后者常常是合并痤疮、激素依赖性皮炎、玫瑰痤疮等疾病。敏感性皮肤的治疗属于医学行为，需要在正规机构接受药物等规范治疗。然而现在一些非医疗机构纷纷打出治疗皮肤敏感的牌子，采取一些所谓的脱敏性疗法，比如脱敏面膜，这可能是让皮肤再一次吸食激素鸦片的过程。凡是宣称能迅速使敏感性皮肤脱敏的都是可疑的，皮肤的生理特点决定了敏感皮肤是需要时间来恢复的。

诊断检查该怎么做

1．面部血管瘤需要做什么检查？

累及面部的血管瘤需要了解瘤体大小、深浅，可以行 B 超检查，以确定治疗方案。

2．面部红斑居然是面癣，如何得来的？

面癣可以通过直接真菌镜检（即刮取皮屑用 10% KOH 溶解后于显微镜下观察）或者进行真菌培养来确诊。发病原因为接触真菌感染或者接触感染真菌的宠物而来。

3．面癣怎么检查？检查疼吗？

面癣可以通过刮取红斑边缘的皮屑进行真菌镜检或培养，检查方法简便，没有疼痛感。

4. 面部过敏性问题可以查过敏源吗？

面部过敏性疾病可以进行接触性物质过敏的排查，即斑贴试验，斑贴试验是将测试的物品（如药物、化妆品等）贴于患者背部或双上臂 48 小时，并分别于 48 小时、72 小时观察受试部位是否有红斑、水疱等过敏情况（图 2-10）。

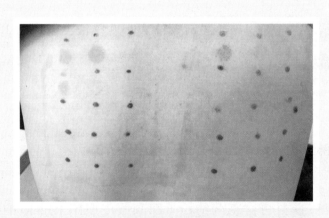

图 2-10　斑贴试验后

5. 目前过敏源检查有哪些方法？准确性如何啊？

目前过敏源检查方法有斑贴试验、抽血检查特异性 IgE、皮内试验等，斑贴试验是检查接触过敏的金标准。

6. 红斑狼疮、皮肌炎都要查些什么？

此两类疾病均为自身免疫性疾病，需要进行全面的检查，包括血常规、尿常规、肝肾功能、电解质、自身抗体谱、胸腹部CT等（图2-11）。

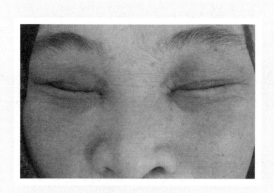

图2-11　皮肌炎

7. 可以检测对哪种化妆品过敏吗？

弄清楚对化妆品的何种成分过敏，可以行斑贴试验。斑贴试验是将致敏物贴敷于皮肤并观察其反应，最常选择的贴敷部位是上背部。注意事项：①斑贴部位无日晒伤，试验前1周内局部不可外用糖皮质激素；②试验前至少1～2周避免系统应用糖皮质激素。遵循上述注意事项，避免引起假阴性结果。

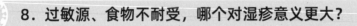

8. 过敏源、食物不耐受，哪个对湿疹意义更大？

湿疹是一种病因复杂的变态反应性疾病，易反复发作，还存在一不小心就加重的可能，只想查过敏源，进入医院后发现还有食物不耐受，查还是不查？现在分析如下：湿疹有多种变态反应的参与，如 IV 型变态反应（迟发型）、I 型变态反应（速发型）。食物不耐受是一种由 IgG 介导的迟发型食物反应。过敏源检查一般指总 IgE 及特异性 IgE 的检测。反复发作的中重度湿疹建议进行过敏源检查，包括斑贴试验、食物（尤其儿童）和吸入物的特异性 IgE 检查。

9. 敏感性皮肤的皮肤无创检测技术有哪些？

敏感性皮肤一般可行皮肤生理检测（角质层含水量、皮肤油脂含量、经表皮失水量、酸碱度），VISIA 皮肤检测。乳酸刺激试验是目前临床中评价皮肤敏感性最常用的方法，评分 ≥ 3 分认为是阳性，分值越高认为敏感性越高。

明确疾病聊治疗

1．自出生后出现的头面部红斑，何时是最佳治疗时机？

一般是满月后即可开始就诊。婴儿期皮肤薄，血管位置浅，有利于激光穿透、能量吸收和血管的代谢。从临床效果来看，儿童的疗效明显好于成年人。所以，有胎记的孩子应及早治疗。

2．鲜红斑痣可以治愈吗？如果不能治愈，治疗是否有终点站？

鲜红斑痣一般可以治疗到基本看不出来，但是有一部分患者血管位置比较深或者血管比较粗，充分的激光治疗也只能达到红斑减淡的效果。

3．面癣如何治疗？

面癣治疗非常简单，可以外用抗真菌药膏如达克宁、萘替芬酮康唑乳膏等治疗，严重者需要口服抗真菌药物如特比萘芬、伊曲康唑等，具体以临床就诊情况为准。

4．玫瑰痤疮治疗注意什么？

玫瑰痤疮治疗要注意规律用药，按时复诊。另外注意避免一切刺激，包括乙醇、冷热、日晒、风吹等。

5．脂溢性皮炎可以治愈吗？

脂溢性皮炎目前观点认为与皮肤偏油性、面部寄生马拉色菌等有关（图2-12）。马拉色菌是人体皮肤正常寄生菌，每个人均有，此菌喜爱偏油性的环境，因此易于达到临床缓解，但根治困难。

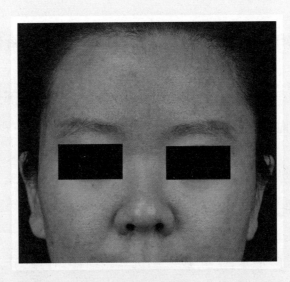

图 2-12　脂溢性皮炎

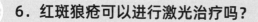 6．红斑狼疮可以进行激光治疗吗？

红斑狼疮是自身免疫性疾病，不适合激光治疗。

7．湿疹治疗应该"湿"还是"干"？

湿疹老是反复，多次就诊治疗，有些医生说要保持局部干燥，有医生说要保湿，到底哪个方法正确？湿疹是因为皮肤或周遭环境太"湿"造成的？真相并非如此，多数的湿疹患者皮肤干燥，干燥的皮肤加剧皮肤屏障功能的障碍，从而使过敏源和外界刺激更易进入皮肤，诱发皮肤的炎症反应。因此，湿疹治疗要外用保湿霜，促进皮肤屏障修复，减少湿疹复发。当然，这里提到外用保湿霜要避开有渗出的急性期湿疹。

8．面部红肿、渗出，应该冷湿敷还是热湿敷？

先简述一下冷热湿敷的操作方法。①冷湿敷：将 4～8 层纱布用液体（室温的冷溶液）浸湿透，拎起不滴水，敷于创面，注意保持潮湿，不让其干燥，要保持清洁，不让分泌物饱和。更换纱布次数视分泌物多少而定；②热湿敷：操作时将湿敷液倒入消毒碗内，加热至手背可耐受温度，将 4～8 层纱布或软毛巾浸湿，然后将其放置创面上，并轻压使之与皮肤密切接触，每 5 分钟更换 1 次敷料，敷料要保持潮湿。

湿敷的作用：冷湿敷能促进毛细血管收缩，降低渗透性，消除创面水肿，减少渗出；热湿敷使得局部血液循环加快，白细胞增多，吞噬作用加速，减轻炎症反应。根据上述描述显而易见，面部红肿渗出，更适合的是冷湿敷，而对于一些感染性皮肤病如疖、痈、丹毒等适合热湿敷。

9. 激素依赖性皮炎的治疗需要长期用药吗？

激素依赖性皮炎应采取综合治疗（图 2-13，图 2-14），首先加强患者健康教育，外用医学护肤品修复受损的皮肤屏障，再口服药物或局部使用药物抑制炎症反应，稳定神经、血管高反应性及抗微生物，同时还可以采用强脉冲光治疗，从而提高治疗有效率。因此，激素依赖性皮炎的系统性用药是一个阶段性的治疗。

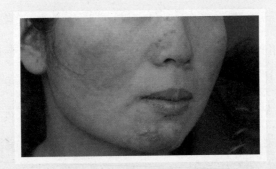

图 2-13　激素依赖性皮炎治疗前

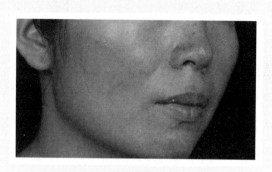

图 2-14　激素依赖性皮炎治疗后

10．阳光明媚，出行如何避免多形性日光疹？

避免强烈日晒在日光疹的预防和治疗中至关重要。包括采用正规避光措施以及增强患者对日光的耐受性，如夏季戴宽檐帽，穿长袖衣服，使用高防护指数的遮光剂，经常参加室外活动，短时间的日光疗法能提高机体对紫外线的耐受性。

11．对护肤品很敏感的皮肤不用护肤品或只用宝宝霜可以吗？

对护肤品很敏感的皮肤通常皮肤屏障功能差，或有神经高反应性，属于敏感性皮肤，应选用医学护肤品改善皮肤屏障，如长期不用护肤品可能加重皮肤敏感。儿童的皮肤结构及生理功能与成人皮肤不同，使用宝宝霜不能满足成人皮肤的需要，因此不推荐使用宝宝霜。

12．敏感性皮肤使用医学护肤品会产生依赖吗？

医学护肤品在敏感性皮肤治疗中起到修复皮肤屏障作用，在皮肤屏障功能恢复前换用普通护肤品仍不能耐受，这种不耐受就被当作对医学护肤品的依赖，其实是个认识误区。

13．护肤品引起的接触性皮炎的治疗禁止应用护肤品吗？

由护肤品引起的接触性皮炎首先应避免接触含有致敏成分的产品，治疗中可选用不含有致敏成分的护肤品，以及抗炎面膜等医学护肤品增加疗效。

14．敏感性皮肤可以用激光治疗吗？

敏感性皮肤的治疗可以通过光调作用，低能量 DPL、IPL、光电协同技术都可以用于敏感性皮肤治疗。

15．激素依赖性皮炎有哪些辅助的医学治疗手段？

强脉冲光联合超声波药物导入、湿敷、冷喷、射频及黄光照射治疗可以减轻皮肤炎症，扩张毛细血管，降低神经、血管高反应性。

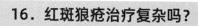

16．红斑狼疮治疗复杂吗？

红斑狼疮分为盘状红斑狼疮、亚急性皮肤型红斑狼疮、系统性红斑狼疮，后两种红斑狼疮原则上需要应用激素治疗，治疗中应监测临床症状及疾病活动指标，治疗完成时激素应逐渐减量，定期复诊，忌自行减量及停药。

用药不适须就医

1. 激素依赖性皮炎在应用他克莫司软膏后出现发热、瘙痒感，是过敏吗？

他克莫司软膏局部应用不良反应多为对用药部位局部皮肤的刺激，包括皮肤烧灼感、瘙痒和皮肤红斑，程度由轻度到中度，且大多数在开始治疗1周之内消失。经临床观察，一般连续用药2～3天后上述症状逐渐减轻或消失，如果持续性加重且出现红斑，应考虑过敏，需停药。

2. 湿疹在用溶液湿敷后出现瘙痒加重、红肿，正常吗？

急性及亚急性湿疹有渗出时应采用湿敷治疗，可以冷湿敷也可以热湿敷。湿敷后出现瘙痒等症状加重首先考虑的是溶液的成分，是否存在对溶液成分的过敏，或溶液成分对皮肤是否有刺激；另外是否正确掌握湿敷方法，湿敷纱布过于干燥会刺激皮损导致瘙痒加重，加重病情。及时纠正湿敷的方法可减少渗出，缓解病情。

3．口服羟氯喹在治疗多形性日光疹后出现双眼视物不清，需要及时停药吗？

多形性日光疹患者长期服用羟氯喹可能会出现视网膜病变，需要定期进行眼科检查，如出现视物不清要及时停药，并到眼科就诊。

检测指标异常应就医

 1. 刮个片子看看，这么多菌丝，一定要来就医

面部红斑脱屑等皮损处刮片进行真菌镜检会看到很多菌丝，那就是面癣，面癣的治疗除了应用抗真菌药物，还需要查找感染原因，所以一定要来就诊看医（图 2-15）。

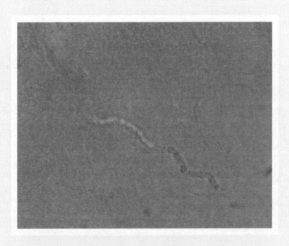

图 2-15　真菌菌丝

2. 面部红斑伴有血、尿常规检查异常一定要来就医

面部红斑伴有血、尿常规检查异常可能是自身免疫性疾病，此类疾病一般是系统性疾病，比如红斑狼疮、皮肌炎等，需要进行全面的身体检查，进行规范系统治疗。

3. 皮肤检测仪帮您了解自己的肌肤

面部很多皮肤问题包括红斑、毛细血管扩张、面部皮肤出油多等，可以进行皮肤测试。皮肤检测仪是一种专门的仪器，可以检测皮肤的水分、油脂、红斑、黑色素、弹性等指标，从而根据面部肌肤情况选择合适的药物或者医学护肤品。

4. 敏感性皮肤的无创检测结果，对治疗有指导作用

敏感性皮肤无创检测包括角质层含水量、皮脂含量、经表皮水分丢失量、酸碱度以及通过 VISIA 对毛细血管扩张的检测，检测结果能指导我们选用合适护肤品以增加角质含水量或补充皮脂缺失、加强保湿剂应用修复皮肤屏障功能，VISIA 检测提示是否需要结合光学治疗。以上指标的定期监测对治疗效果有较客观的反映，能更好地指导治疗方案的调整（图 2-16，图 2-17）。

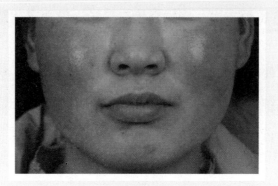

图 2-16　敏感性肌肤治疗前

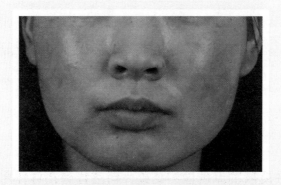

图 2-17　敏感性肌肤治疗后

 5．斑贴试验阳性，及时复诊，可指导护肤品应用

　　斑贴试验阳性是变应性接触性皮炎的诊断金标准，阳性结果提示对护肤品的某种成分过敏。在选购护肤品时应该避开过敏成分及可能交叉致敏成分，建议复诊时请皮肤科医生指导护肤品应用。

6. 过敏源及食物不耐受阳性结果影响病情，及时就医

过敏源及食物不耐受阳性结果对病情的影响和意义需要综合其阳性程度及生活中的真实情况做出判断，因此不可盲目禁忌，一定要咨询皮肤科医生。

此类疾病的预后与转归

1. 清除血管瘤可以吗？

在激光诞生之前，我们没有合适的办法既消除血管瘤又不让皮肤受损伤。随着科技的进步，我们有了激光这个武器，基本上可以消除大部分的血管瘤。另外，目前还可使用一些外用药物、口服药物（比如普萘洛尔）治疗血管瘤，对于一些严重的血管瘤还可以进行瘤体内注射药物、光动力等方法治疗。此类疾病治愈后一般不复发，大大减轻了患者的痛苦。

2. 面癣可以根治吗？需要注意什么？

面癣是真菌感染性疾病，目前此类疾病应用抗真菌药物有很好的疗效，基本可以根治。面癣发生可能由于面部皮肤屏障受损、长时间外用糖皮质激素药膏或者有接触感染的宠物导致，一定要注意规避这些易患因素。

3. 玫瑰痤疮最终都会发展至鼻赘期吗？

玫瑰痤疮又叫酒渣鼻，有红斑与毛细血管扩张期、丘疹脓疱期、鼻赘期。只有部分患者会发展到鼻赘期，大多都处于红斑与毛细血管扩张期及丘疹脓疱期。

4．红斑狼疮、皮肌炎应正规治疗，按时随访

红斑狼疮、皮肌炎属于自身免疫性疾病，为全身多系统受损疾病。此类疾病需要应用免疫抑制药、糖皮质激素等治疗，需要定期复诊，根据检查情况进行药物调整，使药物治疗有效但是又不产生很大的不良反应。此类疾病大多数患者经过正规治疗，病情最终都可以得到很好的控制，维持用药量一般剂量非常小，部分患者甚至可以停用药物而不复发。

5．敏感性皮肤可以变为正常皮肤吗？

敏感性皮肤经过药物、医学护肤品、光电治疗等多种手段联合诊治，最终可以恢复正常皮肤功能。

6．激素依赖性皮炎经过正规治疗可以治愈吗？

激素依赖性皮炎停止继续应用可能含有激素的化妆品及激素软膏，经过药物、医学护肤品、联合光学治疗等治疗手段最终可以治愈，一般需要半年到一年时间。

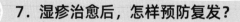

7．湿疹治愈后，怎样预防复发？

湿疹是一种变态反应性疾病，容易复发，对于已检测到的过敏源应避免再次接触。日常生活中避免长时间泡热水澡、应用保湿剂、禁酒限烟、忌食辛辣刺激食物、避免熬夜等不良生活习惯。

8．多形性日光疹治疗效果好，重在预防

多形性日光疹口服抗组胺药、激素药、外用激素软膏等治疗可以较快治愈，避免强烈日晒在日光疹的治疗和预防中至关重要。夏季戴宽檐帽，穿长袖衣服，使用高防护指数的遮光剂。经常参加室外活动，短时间的日光疗法能提高机体对紫外线的耐受性。

第三部分

面部毛囊皮脂腺毛发皮肤病

对照症状早就医

1. 青春痘与痤疮间的纠缠

青春痘就是痤疮吗？回答当然是肯定的。痤疮是一种累及毛囊皮脂腺的慢性炎症性皮肤病，好发于面部、前胸、后背，好发人群为青少年，或者说一般在青春期前后开始发病，所以生活中大家又称其为"青春痘"或"痘痘"。

2. 看青春痘时，医生为什么总反复强调忌熬夜、乳制品、高糖及辛辣刺激性食物？

从医学专业水平来讲，青春痘发病机制有：①雄激素、皮脂腺分泌增多；②毛囊皮脂腺开口处角化过度；③痤疮丙酸杆菌感染；④继发炎症反应。在这四大原因中，皮脂分泌增多被认为是始动因素，而熬夜和乳制品及高糖食物都会刺激皮脂腺分泌旺盛，而辛辣刺激性食物常伴随高脂肪食物的摄入，如麻辣火锅等，所以说，长痘痘患者尽量少食辛辣刺激性食物。

3. 已经三四十岁了，怎么还一直长"痘痘"？

"痘痘"虽然被大家称作"青春痘"，但我们生活中仍然可以看到三四十岁的人满脸或局部长"痘痘"。这是为什么呢？我们前面讲了"痘痘"的四大病因，只要这些病因还存在，我们就有可能再长"痘痘"。青春痘只是好发于青春期，或者说从青春期开始发病罢了。另外，根据痤疮的发病年龄不同，学术上还分为青春期前痤疮、寻常痤疮、成人痤疮等，25岁以上的痤疮被称为成人痤疮。

4. "青春痘"，形形色色

青春痘即痤疮，是一种慢性炎症性疾病，它的发生是一个动态的过程，粉刺、炎性丘疹、脓疱、囊肿及结节等都是青春痘的临床表现，与青春痘同时夹杂或阶段性分批出现。毛囊皮脂腺开口处上皮增生、角化过度，导致皮脂排泄受阻，皮脂、角质团块等淤积在毛囊口形成粉刺，此时的粉刺称作白头粉刺；当白头粉刺在空气中暴露一段时间后，其中的脂类成分被部分氧化变为黑色，形成黑头粉刺；粉刺进一步发展后，痤疮丙酸杆菌感染，继发炎症反应形成炎性丘疹；感染和炎症反应再加重变深，形成脓疱、囊肿及结节（图3-1至图3-3）。

图3-1 炎性丘疹

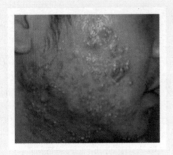

图 3-2　丘疹、脓疱

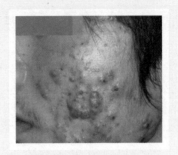

图 3-3　结节、囊肿

5. 前胸后背也会长痘痘吗？

在日常生活中，起痘痘的人看起来总给人一种"油光满面"的感觉，倒不是因为人长得胖，而是因为皮肤表面油脂分泌太多。皮脂分泌增加的确是痤疮发病的很重要的原因，所以人体皮脂分泌旺盛的部位，如面部、额部、前胸、后背，这些部位均是痘痘的好发部位。

6. 新生儿痤疮，新生儿也会长痘痘吗？

新生儿出生前从母体获得了过多的雄激素，促使皮脂腺分泌旺盛，新生儿面部皮脂腺发达，分泌过多的皮脂堆积在毛囊致使痤疮的发生。新生儿痤疮多在出生后 3～4 周发病，持续 3～4 个月，有部分婴儿在出生后就会表现出小的闭合粉刺，容易出现炎症变成白色脓头。不过家长们不用担心，新生儿痤疮一般不需要治疗，等雄激素水平下降后，会自动消退。

7．痤疮和酒渣鼻是一回事吗？

　　痤疮和酒渣鼻表现相似，很多人将它们混为一谈，但它们并不是一回事。酒渣鼻好发于中年人，皮损分布于鼻尖、两颊、额部，表现为患处有毛细血管扩张，丘疹、脓疱，晚期形成鼻赘，但是不会有粉刺的形成，这是两者鉴别的重要一点（图3-4）。

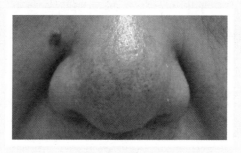

图3-4　酒渣鼻毛细血管扩张2次治疗后

 8．女生胡须和汗毛很重，与激素水平有关系吗？

　　毛发发育受到性别、遗传、种族、年龄和激素水平等多种因素的影响，所以对于女性来说，面部多毛或体毛旺盛，一部分是天生的，当然也有一部分与体内雄激素相对或绝对升高有关。女性体内的雄激素主要来源包括肾上腺皮质、卵巢和外周内分泌器官（肝、脂肪组织、皮肤、毛囊等），而这里所说的雄激素指的主要是睾酮和双氢睾酮，后者具有很强大的使毳毛变为粗毛的作用。

9. 棕色斑上长了很多黑毛是怎么回事？是恶变了吗？

对于这个问题可以很明确地回答"不是"。棕色斑上数年后长出了较黑较粗的毛发，在医学上将其称为色素性毛表皮痣，又被称为Becker痣，主要见于青年人，随年龄的增长色素斑逐渐增大，其上长出粗毛，都是疾病本身正常的演变，并非恶变（图3-5）。而恶变指的是良性肿瘤细胞转化为恶性肿瘤细胞，在皮肤上主要表现为短时间内明显变大变黑，出现疼痛、瘙痒、溃疡，周围有星星点点的卫星灶，而长毛与是否恶变实在是没有什么关联。

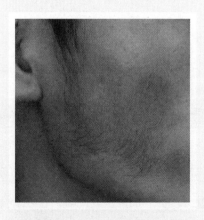

图3-5　色素性毛表皮痣

明明白白去看病

1. 青春痘患者看医生之前需要做哪些准备？

首先，我们应该注意要保护痘痘的原貌，不要用化妆品遮盖，不要进行抠抓、挤压等刺激，要把原原本本的面貌呈现给医生，这样才能有利于医生根据皮疹情况选择最恰当的外用药；其次，要准备好向医生问的问题，因为皮肤科门诊患者多，有时候一个患者就几分钟时间，提前把问题准备好了，既可以很快解决自己的问题，又可以给其他患者留出时间；再次，如果以前已经就诊治疗过，但效果不好或又复发了，再次就诊时一定要带好自己以前就诊的病历、检查结果和治疗药物，这样更有利于医生为你提供最有效的治疗方案。

2. "痘痘"能根治或除根吗？

痤疮是一个慢性炎症性疾病，我们前面也讲了它的四大病因。只要病因存在，各个年龄段均可发病，不存在根治一说，因为个人体质问题，有些病因是无法根除的。但是，通过恰当的治疗，配合良好的生活习惯，痘痘可以得到明显的控制。治疗痘痘的目的是使患者尽量少长，对已经长出的控制不留瘢痕，虽说不能根除，但是因它而带来的困扰会大大降低。

3. "痘痘"与内分泌有关吗？需要看内分泌科吗？

痘痘会在月经前后出现加重的现象，说明"痘痘"与体内的激素水平变化还是有关的。从排卵期至月经期前的一段时间内，雄激素的含量或雄激素与雌激素的比例相对较高，导致皮脂腺功能增强，容易造成痤疮的加重。此外，经期紧张、焦虑不安、烦躁失眠及不良的饮食生活习惯可能也会诱发或加重青春痘。但这些只是痘痘的一些影响因素，是人体正常的生理现象，没有必要到内分泌科就诊。

但有少数患者的"痘痘"与妇科疾病如多囊卵巢有关，尤其是伴有肥胖、体毛重、月经紊乱的患者，此时需要进行性激素六项和妇科彩超检查，必要时需到妇科或内分泌科就诊。

4. 可以去美容院"挤痘"吗？

不建议去美容院挤痘。原因有以下四点：美容院属于美容机构，并不是医疗机构，没有从事医疗的权限；他们的操作人员不是医生或护士，没有经过正规的培训；使用的器械也不会像医院那样进行严格的消毒；不恰当的挤压可能导致炎症的扩散，加重局部感染，更易遗留痘印和痘坑。

5．美容院、微商或网购的效果神奇的祛痘产品能用吗？

美容院或市场上（包括网购）的祛痘产品，同样不建议使用。原因有以下两点：这些产品大多没有"国药准字"批号，甚至连生产厂家都没有，很可能是三无产品；青春痘形形色色，有多种临床分型，不同的分型治疗药物不同，没有医生的明确诊断就用一种产品治疗，既不科学也不安全。另外，某些效果特别神奇的祛痘产品很可能含有糖皮质激素。糖皮质激素有着强大的抗炎作用，短时间内使局部炎症快速消退，对于"痘痘"亦是如此，但是长期应用会带来比痘痘本身更可怕的不良反应，比如加重感染、表皮萎缩和血管扩张等。

6．治疗痘痘需要间隔多久复诊？

痘痘的治疗是一个慢性的、动态的、连续的过程，需要观察皮损的变化情况，判定治疗效果，不同时期、不同皮损治疗方案不同，所以定期复诊尤为重要。治疗早期，一般建议 15 ~ 20 天复诊一次，以便于及时调整下一步的治疗方案。

诊断检查该怎么做

 1. 痤疮有分级，怎样判断自己痘痘的严重程度？

目前临床上根据痤疮的严重程度将其分为四级：①Ⅰ级：仅有粉刺；②Ⅱ级：Ⅰ级＋炎性丘疹；③Ⅲ级：Ⅱ级＋脓疱；④Ⅳ级：Ⅲ级＋结节、囊肿、瘢痕。

 2. 脸上会不会有螨虫？怎么检查？

面部的螨虫又叫蠕形螨、毛囊虫等，是人体正常的寄生虫，大部分正常人的面部会有螨虫寄生，一般情况不致病无须理会，但是一些人的面部炎症性皮肤病可能与螨虫定植增加相关，使炎症加重或迁延。我们可以通过刮取皮屑或脓液在显微镜下观察，在镜下找到成虫或幼虫即为阳性。

 3. 怎样判断痘痘与内分泌有没有关系？

前面我们讲了"痘痘"与雄激素密切相关，而且临床上确实有因雄激素过高而引起的痘痘，那就是多囊卵巢综合征。它一般会表现为难治性痤疮、体毛旺盛、声音像男士和月经量减少及周期欠规律等。有以上症状的痤疮患者，我们建议要做性激素六项和附件彩超等检查。前者抽血化验即可，可在月经来潮后的 3～5 天，早 9 点前空腹抽血检查。

4. 治痘需要检查肝功能和血脂吗？

对于结节囊肿型痤疮、其他治疗方法效果不好的中重度痤疮、有瘢痕或有瘢痕形成倾向的痤疮、频繁复发的痤疮，口服维 A 酸类药物是一个不错的选择，但是维 A 酸类药物不良反应大，最常见的就是对肝功能和血脂的影响，需要定期检测，根据检测结果决定是否继续应用此类药物治疗。

5. 面部多毛咋回事？需要查激素水平吗？

毛发发育受到性别、遗传、种族、年龄和激素水平等多种因素的影响，所以面部多毛一部分是天生的，当然很少一部分与体内雄激素相对或绝对升高有关。为了区分是否与激素水平有关，我们可以通过检查性激素六项、ACTH 兴奋试验、影像学检查肾上腺、卵巢等明确病因。对于存在器质性病变（主要指肾上腺、卵巢）的患者，治疗方法应首选手术或放疗去除病因，排除器质性病变的患者可以选择激光脱毛治疗。

明确疾病聊治疗

1. 治痘抗生素要服用多长时间？

当我们脸上的痘痘颜色比较红且存在脓疱，并伴有刺痛、瘙痒、烧灼感时，说明痘痘还存在明显的炎症，这时就需要短期口服抗生素来治疗。一般选用的是四环素类抗生素，如多西环素、米诺环素，疗程为 6 ~ 8 周。口服抗生素需要在医生的指导下使用，不可自行加大剂量或延长疗程。

2. 每个人治疗痤疮的用药都一样吗？

每个人治疗痤疮的用药并不都是一样的，医生会根据每个人痤疮的分级来选择相应的治疗方案。痤疮的治疗方案也不是一成不变的，应该根据实际情况灵活改变。

3. 青春痘需要治疗多长时间才会看到效果？

青春痘是一种慢性、炎症性、易复发的疾病，在治疗的时候一定不能心急。由于每个人青春痘的类型和严重程度不同，因此治疗时间的长短也不尽相同。常规治疗时间为 3 个月左右，根据具体情况可适当延长治疗时间。

4．备孕期间可以使用治疗痤疮的药物吗？

治痘和备孕建议不要同时进行。如果您治疗青春痘期间正好处于备孕期，为了未来的宝宝着想，我们建议您不要口服药物，而外用药物可以遵医嘱酌情进行选择。

5．月经期要停用治疗"痘痘"的药物吗？

经常会有一些女孩在治青春痘的时候正好遇上月经期，她们担心影响经期而选择停药。其实，我们常用治疗痘痘的药物都不影响女性的月经，月经期间不需要停用治疗青春痘的药物，可以正常进行口服和外用。

6．如何选择局部外用药？

首要的一点是要选择有国药准字号的正规药物，不能迷信广告；其次是根据具体皮损选择对应的正规外用药物。一般指南推荐的外用药物分为三类：第一类是维 A 酸类药物，它是轻度痤疮的一线用药、中度痤疮的联合用药以及痤疮维持治疗的首选药物，目前常用的药物包括异维 A 酸凝胶和阿达帕林；第二类是过氧化苯甲酰，它是炎性痤疮的首选外用药物之一，可以单独使用，也可以联合外用维 A 酸类药物；第三类是抗生素，常用的药物包括红霉素、克林霉素、夫西地酸等，治疗炎性丘疹、脓头等感染性皮损，一般不推荐单独使用，建议与前两类联合应用。

7. 不能用激素治疗痤疮吗？

很多人往往谈激素色变，这其实是对激素的一种误解。对于暴发性痤疮、聚合性痤疮和经前期痤疮的患者，在治疗期间就可以选择系统应用糖皮质激素。小剂量的糖皮质激素可以抑制肾源性雄激素的分泌，较大剂量则具有抗炎及免疫抑制作用，因此短疗程、高剂量的糖皮质激素可以有效控制重度痤疮的发展，但需要注意的是，应避免长期大剂量使用，一定要遵医嘱服用。

8. 可以运用点阵激光治疗"痘痘"吗？

一些痘痘患者爱美心切，想要尽快治疗痘痘，经常咨询点阵激光治疗痘痘的相关问题。点阵激光主要治疗痘痘遗留的凹陷性瘢痕，通俗点讲就是痘坑，对痘痘的其他皮损如粉刺、炎性丘疹、脓肿和囊肿等是不推荐点阵激光治疗的。

9．面部多毛选择什么方法治疗？

对于一些面部多毛而且排除了其他疾病并发症的患者，我们推荐使用激光脱毛（图 3-6 至图 3-8）。这是一种安全、快捷、长久的脱毛方法，也是目前比较成熟和常用的方法。它的原理就是依据选择性的光热作用,利用一定波长的激光穿过皮肤表层到达毛发根部的毛囊，使光能转化为破坏毛囊组织的热能，从而使毛发失去再生能力。

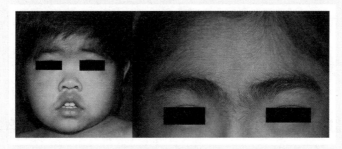

图 3-6　面部多毛

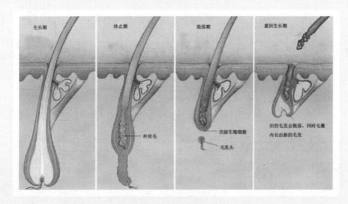

图 3-7　脱毛

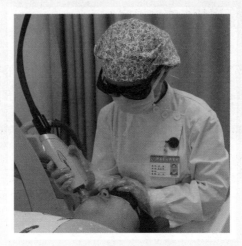

图 3-8　激光脱毛操作

 10．激光脱毛需要做多少次？脱毛以后还会再长出来吗？

　　激光脱毛一般需要进行多次，才能把毛发脱干净，具体还需视情况而定。主要原因是毛发生长需要经过生长期、退行期、休止期，生长期的毛发毛囊较粗大，能够吸收较多能量，故易祛除。而退行期、休止期的毛发祛除效果较差。每次经过激光治疗后毛发平均减少20%～30%，经四次激光治疗后毛发的清除率可达到80%以上。激光作用的靶点是毛囊，故彻底祛除之后是不能再生的。

用药不适须就医

1. 外用药物后皮肤出现刺痛、瘙痒、烧灼感属于正常现象吗？

治疗痘痘时经常会用到的外用药物就是维 A 酸类药物和过氧苯甲酰。一些皮肤比较敏感的患者在使用这两种药物后经常会出现轻度的皮肤刺激反应，如局部的红斑、脱屑，出现刺痛、瘙痒、紧绷和烧灼感。其实这些均属于正常现象，随着使用时间的延长，这些现象均可逐渐消失。维 A 酸类药物建议低浓度或小范围使用，每晚 1 次，避光；过氧苯甲酰建议敏感性皮肤患者也从低浓度、小范围开始试用。

2. 口服抗生素后出现胃肠道不适怎么办？

当脸上的痘痘同时还有明显的炎症存在时，医生就会选择口服四环素类抗生素治疗。需要注意的是四环素的不良反应，其中较常见的是胃肠道反应，极少数人会出现恶心、呕吐、腹痛、腹泻等不良反应。因此建议患者饭后服用，或每日剂量分次口服，或使用缓释剂型每晚 1 次，这样可部分减轻不良反应；如果出现严重不良反应或不能耐受时应及时停药。

出现并发症须就医

 1. 脸上的痘坑能治好吗？

　　痘坑又称作痤疮后萎缩性瘢痕，目前最有效的治疗方法就是点阵激光（图3-9）。其治疗原理是用激光在皮损部位平均地打上微细的小孔，从而在皮肤层形成热剥脱、热凝固、热效应三个区域，继而引起一连串的皮肤生化反应，刺激皮肤进行自我修复。一般间隔 1～3 个月治疗一次，2～5 次后就能达到显著的治疗效果，根据每个人的治疗愿望和需求不同，可以酌情增加治疗次数。

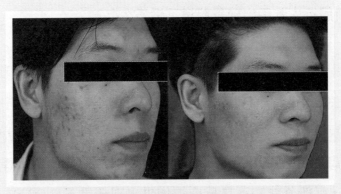

图3-9　点阵激光治疗痘坑治疗前后对比

2．长痘的部位出现瘢痕该怎么治疗？

有这样一些患者，他们是瘢痕体质，在下颌、前胸或肩后的痘痘色红或暗红，逐渐由小到大，由软变硬，凸出皮肤，并伴瘙痒或刺痛，饮酒或吃刺激性食物均会使症状加重，这种现象我们称为痤疮性瘢痕疙瘩。由于瘢痕体质是无法改变的，所以在治疗上也会比较困难。一般选择的治疗方法是外用糖皮质激素软膏封包治疗或者糖皮质激素皮损内注射，也可以选择浅层 X 线放射治疗。

3．"痘印"能快速消退吗？

"痘痘"发作时会引起血管扩张，消退后血管并不会马上回缩，就形成一些暂时性红斑，而皮肤细胞的炎症反应会破坏皮肤组织，炎症后色素沉着会使长过红痘痘的地方留下黑黑脏脏的颜色，这样就形成了痘印。痤疮后遗留的痘印一般不会马上消退，需要 3 个月至 1 年的时间才会渐渐退去。而果酸、强脉冲光和脉冲染料激光可选择性分解痤疮的红色印记，加速痘印的消退。

4．口服维 A 酸类药物后出现皮肤干燥、脱屑怎么办？

对于一些结节囊肿型或频繁复发的中重度痤疮，在炎症反应控制后，医生会根据病情需要选择口服维 A 酸类药物进行治疗。异维 A

酸是维生素 A 衍生物，其最常见的不良反应主要是皮肤黏膜干燥、脱屑，特别是口唇干燥，但停药后绝大多数是可以恢复的。建议口服药物期间多饮水，局部应用保湿剂，保持心情舒畅，不能自行加量或连续服用，应该定期复诊并遵循医嘱服用，如果出现严重的不良反应，及时停药并到医院就诊。

5．口服多西环素、米诺环素后曝光部位出现红斑丘疹、瘙痒怎么办？

如果有较多的红斑丘疹及脓疱，一般应控制炎症反应，其中最常用到的抗炎药物就是新一代四环素类药物如多西环素、米诺环素。不过在用药的同时，我们也要注意此类药物的不良反应。其中常见的不良反应之一就是光敏反应，因此在用药期间一定要做好防晒，同时应避免暴晒。如果在服用药物期间曝光部位如头面部、颈部出现红斑、丘疹和瘙痒，那么考虑已经出现药物引起的光敏反应，此时建议及时停用药物，对症治疗。

6．做完果酸后为什么脸上痘痘突然增多，怎么办？

果酸是痤疮的一种有效的辅助物理治疗方法，不仅能够治痘，还能淡化色素，改善痘印，但是部分患者做完果酸后出现痘痘的突然增多，可能果酸治疗的时机选择欠妥。一般来说如果患者炎症反应较重时进行果酸治疗，出现爆痘的概率较大，原因可能是因果酸的刺激加重了炎症反应，因此，治疗前必须经过医生严格选择适应证。如果出现了爆痘，也无须过于担心，因为大多是暂时性现象，如果坚持按正常程序治疗，治疗后注意保湿避免皮肤干燥，再次果酸活肤治疗后病情会逐渐好转。

7. 做点阵激光后出现红肿、疼痛、渗出怎么办？

近年来，点阵激光治疗痘坑的效果越来越显著，它的特点是刺激真皮深层的干细胞活跃表达，从而促进皮肤的再生，因此经过激光治疗后，皮肤持续新生，逐渐修复原来的凹陷性瘢痕（图3-10，图3-11）。点阵激光治疗后的数小时内会有轻度烧灼感，伴轻度肿胀，1～3天消肿后即形成微痂，5～7天脱落形成的新生皮肤呈淡粉色，恢复期为7～10天。术后应该严格注意防晒，要让痂皮自然脱落，避免发生感染。

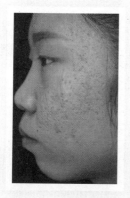

图 3-10　凹陷性瘢痕

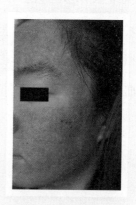

图 3-11　点阵激光治疗后即刻

检测指标异常应就医

1. 哪项激素水平异常与青春痘有关？

前面已经讲过脸上反复长痘痘的四大原因，其中之一是雄激素水平的分泌增多，这里反应雄激素水平的一项重要指标就是睾酮，可以通过抽血检查性激素六项得以验证。高雄激素性痤疮患者的血清睾酮水平是明显增高的。

2. 口服维 A 酸类药物几个月后出现肝功能、血脂异常怎么办？

口服维 A 酸类药物确实会有一些不良反应，比如引起血脂升高或肝酶异常，但相对比较少见，通常发生在治疗最初的两个月，因此肥胖、血脂异常和肝病患者应慎用。同时在治疗期间应该定期复查肝功能和血脂，如果出现异常，应及时停药并到医院就诊。

此类疾病的预后与康复

1．对于痘痘的治疗，医生怎么总是喜欢让巩固一下呢？

青春痘是一种慢性、炎症性、易复发的疾病。雄激素、皮脂腺分泌增多和毛囊皮脂腺开口处角化过度，这些病理生理过程并不能在短时间内得到彻底解决。所以痘痘治疗是个缓慢的过程，症状得到控制后，药物不能立即全部停用。

2．如何减少青春痘的复发，生活中应注意什么？

青春痘是一种慢性、易复发的疾病，前面已经讲了短期时间内无法根治的原因，但是我们能做到的是可以尽量减少青春痘的反复发作。首先，应遵医嘱坚持按规律、疗程服药，症状改善后不要立即停药，需逐渐减药或巩固治疗一段时间。其次，治疗痘痘时仅仅依靠药物还是远远不够的，还要避免一些在日常生活中的诱发因素。尽量少吃可能刺激皮脂腺分泌旺盛的辛辣甜腻食物，比如火锅、甜食和牛奶等，应多食蔬菜和水果。此外，还应避免熬夜，保持大便通畅，特别是重度痤疮的患者，较易引起焦虑、抑郁等，因此心理疏导也是十分必要的。

3．对于易长痘的皮肤，如何进行日常的皮肤护理？

痘痘患者除了需要关注饮食、生活习惯和治疗方法外，还有一点需要格外重视，就是面部皮肤的清洁、保湿和减少油脂分泌。在清洁面部时应选择合适的洁面产品，但是不能过分清洗，不能用手挤压、搔抓。同时应配合使用功效性护肤品，如伴皮肤敏感，应外用舒敏、控油保湿霜，局部可使用抗痤疮作用的护肤品；如皮肤表现为油腻、毛孔粗大等，则主要选用控油保湿凝胶。

适当应用控油洗面奶清洁皮肤，防止外界异物堵塞毛囊皮脂腺开口；保湿和防晒能更好改善皮肤营养和保护皮肤免受紫外线伤害，有利于毛囊皮脂腺开口处的良好角化。

第四部分

"面部增生物" 损容性皮肤病

　　在这个人人都追求美的时代里，脸上长了个疙瘩或一些小小的凸出物，难免不让人闹心。这个脸上的增生物要不要去除呢？会不会有什么影响呢？是去医院还是美容院呢？在这里我们就带大家来一一解决这些疑问，解除面部增生物给您带来的烦恼。

对照症状早就医

 1. 瘊子、痦子到底是什么？它们有福祸之分吗？

　　我们俗话中经常把面部或身体上一些黄豆大小球形或半球形增生物叫作瘊子或痦子，其实它们各有自己的专门医学术语。瘊子又叫刺猴，是现代医学中的寻常疣，初起小如粟粒，渐大至黄豆，色灰白或污黄，表面粗糙分叶，状如花蕊。由人类乳头瘤病毒（HPV2）感染皮肤所致，可自身接种传染。痦子指医学上的色素痣，一般分为皮内痣、交界痣和混合痣，不同年龄、不同性别的人都可能长痦子。皮内痣比较多见，一般突出在皮肤表面，黄豆大小，多为黑色，上面还可能有毛发。

疣子、痣子长到脸上是否有福祸之分呢？这是受我们生活中面相学的影响，这可以说是封建迷信，医学上无此说法。但我们可以说疣子和个别部位的痣子都是"祸事"，因为疣子是 HPV 病毒感染引起，有传染性，肯定要尽早去除最好。痣子，尤其是交界痣，如在面部妨碍美观，或发生于掌跖、颈后、腋窝和肩部等易摩擦部位或突然增大、色素加深、自觉痒痛者，为防恶变宜及早手术切除（图4-1）。

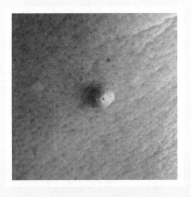

图4-1 皮内痣

2. 常说的脂肪粒又是什么？它有学名吗？

我们常说的脂肪粒多指医学上的粟丘疹。多见于面部，尤其是眼睑、颊及额部，呈乳白色或黄色，针尖至米粒大的坚实丘疹，顶尖圆，上覆以极薄表皮。发生于儿童的多由未发育的皮脂腺形成，皮损可自然消失；发生于成人的常在炎症后出现，可能与汗管受损有关。本病为良性病变，一般无自觉症状，通常不需治疗。若影响面部美观，可用75%乙醇消毒，用针挑破丘疹表面的皮肤，再挑出白色颗粒即可。

3. 点点斑斑，小心扁平疣缠上你！

扁平疣好发人群为青少年，颜面部为好发部位，是影响面部美观的常见疾病之一，多由HPV3型感染所致，所以可通过直接或间接的接触传染。典型皮损为米粒至黄豆大小的扁平凸起性丘疹，呈圆形或椭圆形，表面光滑，正常肤色或淡褐色。根据此病的特点，要早发现早治疗，避免通过搔抓而造成大面积接种传染。治疗上可外用药物、冷冻、电离子和激光等多种方法（图4-2）。

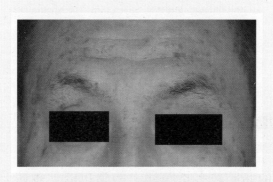

图4-2　扁平疣

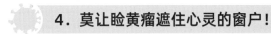

4.莫让睑黄瘤遮住心灵的窗户!

睑黄瘤是黄瘤病中最常见的一种,是由于脂质沉积于眼睑部位而引起皮肤的黄色或橙色斑块。多见于中年女性,好发于上眼睑内眦部,为对称分布的橘黄色斑或斑块,触之较软。通常无自觉症状,但严重影响患者的容貌(图4-3)。

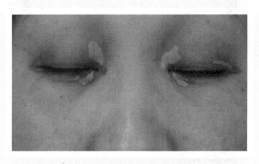

图4-3 睑黄瘤

5.眼周小小颗粒(汗管瘤),别让小角色坏了你的美丽大事!

眼周若出现一些米粒大小颗粒,非常影响美观,这些小颗粒其实有它们的名字,叫汗管瘤。汗管瘤是向末端汗管分化的一种汗腺瘤,可以简单理解为汗管没发育好。本病多见于女性,于青春期、妊娠期及月经期病情加重,故与内分泌有一定关系。眼睑型汗管瘤好发于眼睑(尤其是下眼睑)及额部皮肤,为单发或多发的粟粒大小丘疹,呈肤色或褐色，稍凸出皮面。一般选择电离子或激光治疗（图 4-4 至图 4-6 ）。

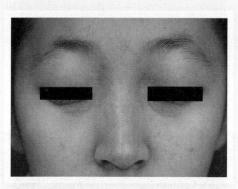

图 4-4　汗管瘤

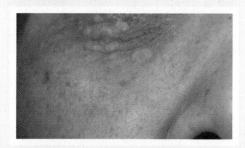

图 4-5　汗管瘤治疗前

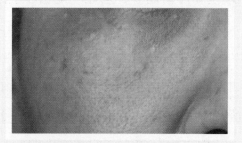

图 4-6　汗管瘤治疗后

6. 莫要"谈痣色变",来摸清色素痣恶变的前兆

前面我们讲了痦子就是指色素痣,色素痣恶变为黑色素瘤的恐惧一直笼罩着我们大家。在这里我们就讲讲哪些痣容易恶变,怎样判断痣有没有恶变?色素痣一般分为交界痣、皮内痣和混合痣,交界痣相对恶变较多。交界痣摸起来不高出皮肤表面,一般无毛发,比较黑。如果交界痣颜色加深、突然增大、周围出现破损、感觉到疼痛、流血,或是周围有卫星灶,就提示有可能恶变,应及时切除。另外,发生在掌跖、腰围、腋窝、腹股沟、肩部等易摩擦部位的色素痣应密切观察,特别是一些边缘不规则、颜色不均匀、直径 ≥ 1.5 cm 的色素痣更应该注意。一旦发现迅速扩展或部分高起或破溃、出血时应及时切除(图 4–7)。

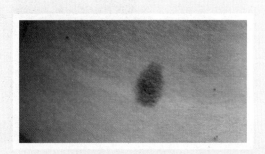

图 4-7 色素痣

7. 老人"面子"更重要,面部"不速之客"早慎重!

鳞状细胞癌和基底细胞癌均好发于老年人面部,所以我们要更重视老人面部的问题,因为这些癌早期治疗效果还是很好的。鳞状细胞

癌多见于颞、前额及下口唇，早期是小而硬的红色结节，境界不清，逐渐演变为疣状或乳头瘤状（菜花状），中央易发生溃疡，常伴有脓性分泌物和臭味（图4-8）。基底细胞癌也多见于曝光较多的颜面部，开始是一个皮肤色到暗褐色浸润的小结节，较典型者为蜡样、半透明状结节，有高起卷曲的边缘。中央开始破溃，结黑色坏死性痂，中心坏死向深部组织扩展蔓延，呈大片状侵袭性坏死（图4-9）。若有老人面部出现以上类似皮疹，还是尽早到正规医院行手术切除并做组织病理检查。这两种皮肤癌早期发现早期切除干净，治愈率还是很高的。

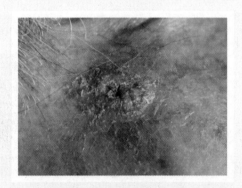

图 4-8　鳞癌

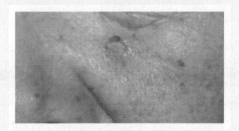

图 4-9　基底细胞癌

明明白白去看病

1. 看面部增生物，首次就医前应注意什么？

脸上不明原因长出了增生物，想到医院找医生看看，去医院之前应该准备什么或注意些什么呢？首先，应该注意要保护增生物的原貌，不要清洗，不要去除上面的鳞屑或痂皮，不要抠抓、挤压等刺激。就要把原原本本的面貌呈现给医生，这样才能有利于医生尽快明确诊断。其次，要准备好向医生问的问题，因为皮肤科门诊患者多，有时候一个患者就几分钟时间，提前把问题准备好了，既可以很快解决自己的问题又可以给其他患者留出时间。再次，如果以前已经就诊治疗过，但效果不好或又复发了，再次就诊时一定要带好自己以前就诊的病历、检查结果和治疗药物，这样能更有利于医生提供最适合的治疗方案。

2. 怎样选择医院、科室和医生？

前面"对照症状早就医"章节讲的都是面部常见的一些增生性皮肤病，大部分是影响面部美观的疾病，也有危及身体健康的皮肤癌，所以一定要选择正规的医疗机构。这些增生性皮肤病治疗上需要冷冻、电离子、激光，甚至手术切除，一些美容院或非专业的个人诊所是没有资质和能力完成以上医疗操作的。科室的选择上主要是皮肤科，对于面部较大的增生物，需要手术切除和植皮手术的可以到整形外科就诊。以上我们所讲的寻常疣、色素痣、扁平疣、粟丘疹、睑黄瘤等都是皮肤科很常见的一些简单皮肤病，门诊普通号的医生就完全可以帮助解决，没必要去挤专家号。对于鳞状细胞癌和基底细胞癌，尤其好发于老年人，为了更好地判断疾病的进展程度和制订治疗方案，可以有选择的挂专家号就诊。

3．地摊和家传秘方靠谱吗？揭秘"药水点痣""秘方祛疣"

在门诊经常听到患者说地摊的"药水点痣""秘方祛疣"等信息，而且由于价格便宜，很受部分患者的青睐。那么这些所谓的秘方到底是什么原理呢？安全吗？可以让患者去选择吗？

其实不管是什么秘方，不管是祛疣还是祛痣，只要想把面部的增生物去掉，那肯定都是些腐蚀性物质，通过把增生物给腐蚀破坏掉从而达到治疗效果。这些所谓的"药水"或"秘方"都是液体的，所以治疗过程中很容易流动或蔓延而伤到皮损周围的正常组织，治疗后容易遗留瘢痕。另外，操作这些治疗方法的人大多是江湖游医，根本没有接受过专业的医学知识教育和培训，对疾病的诊断并不一定做到准确无误，更不要说让他们去根据痣的深浅不同或疣的大小不同而去调整药物用量、腐蚀深浅了。这些方法之所以存在，那是古代缺医少药时代的产物。现在已经有了更为先进、安全和精准的电离子和激光治疗，所以没有必要再去尝试那种落后的、淘汰的治疗方法了。

4．别把"注意事项"不当"治疗"

面部增生物的治疗方法一般都是创伤性治疗，比如液氮冷冻、电离子、激光和手术等，所以术后注意事项非常重要。可以说在医院的操作性治疗只是整个疾病治疗的第一步，后期需要患者自身实施的注意事项也是整个治疗中不可或缺的一部分。这些有创治疗术后，医生一般会交代一周不要碰水，忌辛辣刺激食物，这是为了减少创伤部位的感染，因为一旦感染就会影响伤口的愈合；医生还会交代要注意防晒，这是为了避免形成色素沉着；有时候创伤比较多或比较深的时候，医生还会交代应用外用药，甚至口服药，这些都是为了预防感染或促进伤口愈合，以达到更好的治疗效果。所以，严格遵从术后医嘱对患者是绝对有好处的。

5．该复诊时就复诊，问清复诊时间和周期

复诊是我们就诊看病的一个重要环节。有些疾病可能一次治疗难以完全解决，或医生要根据患者恢复的情况再做下一步治疗，所以复诊既常见又很必要。比如寻常疣的治疗，疣体太大时，液氮冷冻很难

一次祛除，那就要患者在一次冷冻治疗后，痂皮脱落后马上来医院复诊，判断疣体是否完全祛除，若没有完全祛除需要再行治疗一次。如果患者没有及时复诊，痂皮脱落后，疣体没完全脱落，那么疣体还会继续生长，甚至还会自身接种传染到身体其他部位，这样第一次治疗就完全失去了意义。还有手术切除后的患者，需要定期换药和拆线等，这些既是预防感染促进伤口愈合的必要治疗，也是医生判断伤口愈合情况的重要环节。

诊断检查该怎么做

1. 面部一些小颗粒、小丘疹也需要做化验和检查吗？

有些面部增生物也需要做化验和检查的。比如，睑黄瘤患者多伴有高脂蛋白血症和（或）高胆固醇血症，患者就诊时一定会被告知查血脂，因为控制血脂不仅有利于减少睑黄瘤的复发，更重要的是及早预防一些心脑血管疾病的发生。再如，老年人面部增生物考虑恶变的时候，需要做活检和组织病理检查来明确诊断。

2. 活检和组织病理到底是咋回事？

活检和组织病理是皮肤科很重要的一项化验检查。活检就是在患者身体病变部位通过手术的方法切取皮损，进而对取下的皮损做组织病理检查。组织病理就是将手术取下的皮损通过一定方法把皮损的各个层次和结构进行染色，再利用放大镜去观察所取皮损各个层次和结构的变化，从而来诊断疾病，或了解疾病的发生和发展情况。所以，我们经常把组织病理叫皮肤科医生的"第三只眼"。

3. 哪些"面子问题"需要活检和组织病理检查？

以下两种面部增生物问题需要活检和组织病理检查。一是面部出现来历不明的增生物，排除了常见疾病可能，医生难以判断是什么疾病；二是面部既往皮损或增生物出现疼痛、瘙痒、破溃或出血，怀疑有恶变可能。

明确疾病聊治疗

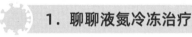

1.聊聊液氮冷冻治疗

这里的氮就是我们空气中的氮气,氮的沸点是 –196℃,在正常大气压下温度低于 –196℃才能形成液态氮。所以说液氮冷冻治疗是一种冷冻生物学的综合效应。正常细胞在极度寒冷的状态下,会瞬间发生不可逆转的损害。我们的液氮冷冻治疗就是将皮损组织处于极度冷冻的状态下,使皮损组织细胞蛋白变性进而死亡,而后皮损干燥脱落。这种方法目前临床上主要用来治疗寻常疣、扁平疣、瘢痕疙瘩、神经性皮炎等。用于面部增生物治疗时一定要注意对皮损大小及深度的把握,避免遗留瘢痕。

2.谈谈电离子治疗和激光治疗

电离子治疗的原理是利用触头与皮损组织之间的极小气隙中形成的极高电场强度使气体分子分离,产生等离子体火焰。当选择强输出时,瞬间产生3000℃左右的高温,使病变组织气化而消失。同时,由于气化层的下面还有薄薄的凝固层,可阻止出血,保护表面组织,使伤口迅速愈合。当选择弱输出时，可使病灶组织凝固或炭化而坏死，以此祛除皮损组织而达到治疗的目的。

这里的激光是指 CO_2 激光，它的治疗原理是通过高能量的激光直接把皮损组织气化掉。CO_2 激光和电离子治疗有很多相同之处，治疗时都可精确清除病灶，对周围组织损伤较小；治疗中痛苦小、不出血、无明显皮肤破损。CO_2 激光较电离子治疗优越之处在于 CO_2 激光治疗时不需要接触患者皮损，可避免传染病的交叉感染，而电离子治疗为避免交叉感染需更换触头。CO_2 激光的缺点是较电离子治疗费用高。

3. 再谈谈重武器"光动力"

光动力治疗在皮肤科治疗疾病的原理是光敏剂进入皮损组织并聚集，在特定波长激光的照射下被激发，产生单态氧或其他自由基，造成皮损组织坏死，而对正常组织损伤降至最低。目前在临床上主要用于治疗 Bowen 病、基底细胞癌、鳞状细胞癌、面部爆发性扁平疣等。光动力治疗的优点是相对安全、易操作、损伤小，最大的缺点是光敏剂比较贵。

4. 治疗方法这么多，怎样选择适合的治疗方法？

明确诊断后，可以根据患者皮损部位、皮损大小、对美观的要求程度及治疗费用等方面综合考虑选择治疗方案。由于液氮冷冻治疗自身的缺点，没有电离子和激光那么精准，对于面部增生性疾病选择液氮冷冻治疗较少一些；面部的瘊子、痦子，也就是寻常疣和色素痣，还有睑黄瘤、汗管瘤等，均可选择电离子或 CO_2 激光治疗，有些较复杂的皮损还可以两者结合治疗；扁平疣皮损较少时也可以选择电离子或 CO_2 激光治疗，对于面部爆发性扁平疣，患者对治疗时间要求迫切时，可以应用光动力疗法。

用药或治疗不适须就医

1. 液氮冷冻后出现了水疱该怎么办？

　　液氮冷冻治疗后，局部组织出现肿胀、水疱、大疱，甚至血疱，这都属于常见不良反应。首先，不必过于紧张，不要擅自做任何处理；其次，根据不良反应具体情况再做处理。若只是局部肿胀或小水疱，这些可自主吸收、消失，可暂不做任何处理；大疱、血疱较大或疱液过多时可用无菌注射器抽出疱液或穿破，但不要撕掉水疱疱壁。根据患者自身情况，老年人、合并糖尿病或免疫力低下患者，局部可以外用聚维酮碘预防感染。

2. 液氮冷冻、电离子治疗和激光治疗会留疤吗？ 术后注意事项有时比治疗还要重要！

　　液氮冷冻、电离子和激光等物理治疗方法都可用于面部增生物处理，它们治疗面部增生物的一大原因就是为了面部美观，所以预防术后瘢痕的形成是治疗的关键。这些治疗本身不会引起瘢痕，治疗方法选择不恰当或术后注意事项没操作到位可能是诱发瘢痕的主要原因。

首先，在治疗之前要判断患者是否是瘢痕体质，检查患者胸背肩颈和耳郭等部位有无瘢痕疙瘩存在。其次，根据患者增生物部位、大小及患者自身情况选择治疗方法。面部增生物治疗选择精准度较高的方法（CO_2激光和电离子），这样创伤小、愈合快，更能避免瘢痕的形成。再次，严格遵循医生叮嘱的术后注意事项也是避免瘢痕形成的关键步骤。创面若较深，可应用贝复新（重组牛碱性成纤维细胞生长因子凝胶）促进伤口愈合；若有后期感染，及时外用抗菌药膏或复诊，使创面感染及时控制。炎症反应早消失、创面早愈合是预防瘢痕形成的有力保障。

3. 面部的"痣"可以多次做激光去除吗？

CO_2激光祛痣本来就有一定的选择性。皮内痣或混合痣的痣细胞和痣细胞巢都聚集在真皮层内，部位较深，首选手术切除治疗；交界痣的痣细胞和痣细胞巢主要位于皮肤的表皮和真皮交界位置，部位相对较浅，可选择CO_2激光治疗。但并不能保证一次彻底清除，因为人的肉眼并不能判断交界痣痣细胞或痣细胞巢的具体位置，只能根据痣的位置、颜色及经验清除黑色颗粒。交界痣反复受外界刺激有恶变可能，所以也不建议多次反复激光祛痣。

出现并发症须就医

1. 液氮冷冻、电离子、激光和光动力等治疗前后的疼痛管理

液氮冷冻、电离子、激光和光动力等方法在治疗过程中和治疗后都会伴随疼痛的发生。对于治疗过程中的疼痛，我们可以在术前做些干预措施。小的皮损，比如交界痣、扁平疣、汗管瘤等，可以术前在皮损部位外涂复方利多卡因乳膏；较大的皮损，比如睑黄瘤、寻常疣等，可以应用利多卡因注射液局部麻醉；光动力治疗鳞状细胞癌或基底细胞癌在光照过程中可出现剧烈疼痛，对于难以耐受疼痛者，可提前口服止痛药。

对于术后疼痛，由于治疗部位不同或患者对疼痛敏感程度不同，患者对疼痛的耐受程度会有所差异。液氮冷冻、电离子和激光等方法的治疗部位较浅，疼痛程度相对较轻一些，一般患者都能忍受，难以忍受者可以外用复方多黏菌素 B 软膏，既有一定麻醉止痛（利多卡因）作用，又可抗菌预防感染。光动力治疗鳞状细胞癌或基底细胞癌，皮损破坏较深，疼痛程度会更剧烈一些。疼痛程度轻者可外用复方多黏菌素 B 软膏或利多卡因乳膏，疼痛程度重者术后可口服止痛药。

2．面部冷冻或激光治疗后遗留瘢痕怎么办？有补救方法吗？

瘢痕有两种：一种是凸起的，即瘢痕增生；另一种是凹陷性瘢痕，又称萎缩性瘢痕。瘢痕增生重在预防，在治疗部位痂皮脱落后，伤口若有红色凸起，可提前应用治疗瘢痕药物或应用脉冲染料激光治疗；若已经形成瘢痕增生，治疗的方法有糖皮质激素局部封闭治疗、外用药物治疗及激光治疗等。对于难治性瘢痕增生，可 2 ～ 3 种方法结合治疗。而对于凹陷性瘢痕，点阵激光治疗效果可靠。其原理是用激光在皮损部位平均地打上微细的小孔，从而在皮肤层形成热剥脱、热凝固、热效应三个区域，继而引起一连串的皮肤生化反应，刺激皮肤进行自我修复。

检测指标异常应就医

 1. 活检和组织病理结果回示后的治疗方案选择

活检和组织病理结果回示若是脂溢性角化症、肉芽肿或混合痣等，这些都是良性病变，皮损完全切除就可以了。结果回示若是鳞状细胞癌、基底细胞癌或恶性黑色素瘤，皮肤科医生一般会建议到皮肤外科或整形外科进一步手术治疗。对于部分鳞状细胞癌或基底细胞癌，患者年龄大不能耐受手术，或部位特殊无法做手术时，可以选择局部清除后使用光动力治疗。

 2. 睑黄瘤与血脂的是是非非

睑黄瘤为代谢障碍性皮肤病，是由于脂质沉积于眼睑部位而引起的皮肤的黄色或橙色斑块。本病患者多伴有高脂蛋白血症和（或）高胆固醇血症，所以就诊时医生建议患者查血脂是有必要的。但并不是所有睑黄瘤患者都会出现血脂异常，大概有半数以上患者无血脂异常。伴高脂血症者，低脂、低胆固醇、低糖饮食对治疗有积极作用。

3．HPV 感染与疣，剪不断理还乱

临床上提到 HPV 感染，很多患者总会联系到性病尖锐湿疣和宫颈癌，今天我们彻底来搞清它们之间的关系。人类乳头瘤病毒（HPV），有几十种亚型，其感染表皮引起的增生性病变称为疣，感染黏膜鳞状上皮引起的增生性病变称为乳头瘤。每种疣都有其相对应的 HPV 亚型，比如寻常疣常有 HPV1、HPV2、HPV4、HPV7 等 4 型感染引起，扁平疣常有 HPV3、HPV10、HPV28、HPV41 等 4 型感染引起，尖锐湿疣常有 HPV6、HPV11、HPV16、HPV18 等 4 型感染引起，所以不同的疣之间没有必然的联系。另外，HPV 感染与宫颈癌相关，有低危型和高危型之分，这时要检测宫颈部位，比如宫颈刮片，来判断是否有 HPV 感染或是哪一型感染，与身体其他部分疣的出现没有直接联系。

此类疾病的预后与转归

1. 瘊子自己可以脱落，是不是不需要治疗？

瘊子即寻常疣，它有时候可以自己脱落，但它还有一个临床特点，它还会传染，自身传染和传染给其他人。而且它自身脱落需要比较长的时间，所以如果不及时治疗，可能会出现还没等老的瘊子脱落，更多新的瘊子又长了出来。因此，瘊子不但要治疗，而且还要及早治疗。

2. 虐心的皮肤癌与色变的黑色素瘤

现在人人谈癌色变，皮肤是人体最大的器官，当然也会有癌发生。那么我们对皮肤癌应该有怎样的认识呢？

临床上相对常见的皮肤癌有鳞状细胞癌、基底细胞癌和恶性黑色素瘤。它们具体的临床表现前面已经讲过，现在主要了解一下这些病的预后。恶性黑色素瘤是恶性度很高、转移很快的皮肤癌，预后差。鳞状细胞癌的恶性度较高，较易转移，多见区域性淋巴结转移。基底细胞癌相对恶性度较低，很少发生转移。整体上来讲，皮肤恶性肿瘤如发现和治疗较早较恰当，一般来说，疗效和预后较好，但如已有区域性淋巴结转移者，则预后较差。总之一句话，皮肤癌一定要早发现早治疗！

第五部分

面部增生性皮肤病——"愈合的勋章"瘢痕

生活之中，难免磕磕碰碰，小到绊倒后被路面的沙砾蹭破皮肤的伤口，大到抗击病魔的手术刀口，愈合后都会留下深深浅浅、凹凹凸凸的瘢痕。在对美的要求愈发高的现代人眼中，瘢痕可谓是通向完美道路的一大"拦路虎"。那这些瘢痕究竟能否治疗，要怎么治？在这里我们一一解决这些疑问，解除"瘢痕老虎"给患者带来的烦恼。

对照症状早就医

1. 瘢痕是什么？

瘢痕是人体创伤后在伤口或创面自然愈合过程中的一种正常的、必然的生理反应，也是创伤愈合过程的必然结果。适度的瘢痕形成是创伤修复的正常生理表现，即生理性瘢痕；而过度愈合会导致病理性瘢痕的生成，它主要包括增生性瘢痕和瘢痕疙瘩。瘢痕的本质是一种不具备正常皮肤组织结构及生理功能的、失去正常组织活力的、异常的、不健全的组织。瘢痕不仅破坏了体表美，还会妨碍到相关组织或器官的生理功能，甚至导致畸形。可以说瘢痕难以避免，但我们可以通过医学手段减小瘢痕的影响。

临床上我们习惯将瘢痕分成以下几类：

表浅性瘢痕：表面平坦、柔软，可能有颜色改变，和正常皮肤界限不是特别清晰，一般不影响功能，如果位于面部或患者有需求，则需要治疗。

增生性瘢痕：与正常皮肤的界限清晰，瘢痕要明显高于周围正常皮肤，局部增厚变硬。早期瘢痕的颜色较红，会有痒痛的感觉，之后颜色逐渐变淡，变软变平，痛痒减轻或消失，时间长短因人和部位而异。关节屈面的增生性瘢痕晚期可能发生较明显的收缩，从而引起功能障碍，因此必须治疗。

萎缩性瘢痕：表现为瘢痕坚硬、平坦或略高于皮肤表面，或凹陷与深部组织如肌肉、肌腱、神经等紧密粘连。瘢痕局部血液循环很差，颜色很浅，表皮极薄，因此在外力下容易破溃，应当避免反复受损以防恶变。萎缩性瘢痕收缩性很大，可以造成严重的功能障碍。

瘢痕疙瘩：表现为坚硬、隆起的肿物，表面光亮，偶尔伴有毛细血管扩张，其表皮较薄，局部可出现溃疡，颜色呈粉红色至紫色不等，可逐渐增大且侵犯周围正常皮肤，一般不能自行消退。瘢痕疙瘩与遗传有很大关系。其中，瘢痕疙瘩需要与增生性瘢痕相鉴别，两者有许多相同的特征，它们都高出皮肤表面，早期都是粉红色到紫色，常伴有疼痛瘙痒，瘢痕上方表皮特别光滑，同时触感坚硬，都影响外貌。从临床特征可以区别增生性瘢痕和瘢痕疙瘩，前者只在原来受伤的部位生长，随时间流逝会有减轻的趋势；而后者会侵犯临近组织，扩散生长，但瘢痕中心有消退的倾向（表5-1）。

表 5-1 增生性瘢痕与瘢痕疙瘩的鉴别

	增生性瘢痕	瘢痕疙瘩
发病原因	外伤、手术、皮肤感染、烧烫伤等	外伤、手术、痤疮、蚊虫叮咬、皮肤感染、烧烫伤等
家族史	无明显家族史	常有家族史
好发部位	不定，常在损伤处局部发生	胸骨前、肩部、上臂三角肌区、上背部、耳垂等
病程	较短，伤后 4~8 周出现，至伤后 6 个月增长迅速，数年内可有自然消退趋势	较长，可于伤后数年出现或自发形成，一般无自然消退趋势
临床表现	红色或粉红色，质硬，痛痒明显，基底部一般局限于原始损伤界限内	粉红色至紫色不等，质硬，痛痒较轻，持续生长，并可向周围正常组织浸润
组织学特点	排列规则的Ⅲ型胶原，含有丰富的肌成纤维细胞和酸性黏多糖	排列不规则的Ⅰ型和Ⅲ型低细胞胶原束，含有大量肌成纤维细胞
治疗效果	压迫、激素注射、放疗等效果良好，复发率低	各种治疗均有极高复发率，特别要避免行单纯手术切除

2. 瘢痕最近老是痒，怎么回事

　　瘢痕组织会发生变化，有些会慢慢消退好转，有些却会增生变大，而且有瘙痒刺痛感觉等。从临床上看，瘢痕瘙痒一般表示瘢痕组织在增生发展，局部的血管扩张、瘢痕纤维组织紊乱性增生向正常组织侵入，从而出现局部刺痒感。但瘢痕瘙痒的机制尚没有完全清楚，目前的研究显示，主要与瘢痕组织中肥大细胞数量、P 物质分布增多，5-羟色胺（5-HT）、组胺高表达等相关（以上均为致痒介质），目前临床还在不断探索其发生机制。总之，瘙痒是瘢痕组织增生活跃的信号，必须引起高度重视，应尽早治疗，积极控制增生。

明明白白去看病

 1．瘢痕就诊应注意什么？

首先，不要搔抓摩擦瘢痕，如果瘢痕有痒痛感说明瘢痕在增生期，要及时就诊；其次，就诊前准确回忆病史，同时准备好向医生提问的问题，这样既能很快地解决自己的问题，又给其他患者留出时间；最后，如果是复诊的患者，要带好自己的门诊病例，瘢痕需要多次治疗，以便医生了解之前的治疗情况和用药。

2．瘢痕可以预防吗？

瘢痕形成是机体修复损伤的方式，只要人体组织的损伤超过表皮层，瘢痕愈合都会被启动，从这一角度来说瘢痕是不可避免的。但我们可以在早期采取措施，使愈合后的瘢痕更轻微、更美观。例如通过设计最小张力手术切口、美容缝合和术后的加压、硅胶等疗法，从而最大化去除各种造成瘢痕增生的因素和减少瘢痕的生长。所以在此提醒广大患者，如果有手术或各种治疗需要，建议去正规医院接受治疗。

诊断检查该怎么做

 瘢痕也需要做化验和检查吗？

　　瘢痕有不同的类型，不同的瘢痕治疗方案也不同，一般来说医生可以通过常规检查瘢痕的厚度、硬度，同时询问病史及治疗史，来确定瘢痕类型，必要时还需要用到我们皮肤科常用的皮肤镜检查，观察瘢痕的血管分布走向、血管粗细、皮肤的纹理改变等，这些因素对我们接下来的治疗都是具有指导意义的。

明确疾病聊治疗

 1. 治疗瘢痕有哪些方法？哪种最好？

目前临床上应用的治疗瘢痕的方法有以下几种。

（1）激光治疗：目前常用的激光有脉冲染料激光、可调脉宽倍频 Nd：YAG 激光、Photo Derm 强光以及超脉冲 CO_2 激光和铒激光等。其中，Nd：YAG 激光可抑制胶原合成；脉冲激光、铒激光可以瞬间气化瘢痕组织，起到"磨削"的作用；染料激光、Nd：YAG 激光、Photo Derm 强光可以减少瘢痕血供。激光联合其他治疗往往可以增强疗效并降低复发率。

（2）注射治疗：主要适用于增生性瘢痕和瘢痕疙瘩，可用于注射的药物有糖皮质激素、氟尿嘧啶、博来霉素等。其中糖皮质激素仍是治疗上述两种瘢痕的一线手段，可减少胶原合成、胶原增加降解，从而达到抗瘢痕增生的作用。

（3）冷冻治疗：指利用零度以下低温冷冻破坏瘢痕的疗法。瘢痕增生期和瘢痕体质禁用。

（4）放射治疗：包括短距离放射、X 线、电子束放射治疗等，可以很好地抑制瘢痕的新生。

（5）手术治疗：通过外科手术可直接切除瘢痕，但手术后的预防干预治疗非常重要。一般瘢痕切除后就要采取方案抑制新的瘢痕生长，可以在手术切口周围进行肉毒素的注射来减少局部皮肤张力，减轻瘢痕形成。瘢痕疙瘩手术治疗后复发率极高，一般不主张单一手术治疗，而主张手术联合放疗、药物注射治疗。

不同性质和类型的瘢痕治疗方法不同，正确对瘢痕进行分类并选择适当的治疗方案有助于提高疗效。在诊疗过程中，由医生根据患者的具体情况选择具体治疗方案，为避免单一治疗手段的局限性，目前多采用多途径综合治疗策略以提高疗效，减少复发。

2. 可不可以不做手术单纯用药就祛除瘢痕？

首先明确一个问题，任何疗法都不能完全祛除瘢痕，只能减轻或改善。药物和手术只是治疗方法上的差异。瘢痕外用药物很多，有各种乳膏、凝胶、硅酮贴片等，对瘢痕有一定的疗效，但外用瘢痕药物存在使用时间长、透皮吸收率不高、疗效不确切的缺点。临床上可见，单独外用药物对不稳定的瘢痕和增生性瘢痕非常有效，对患者的损伤也最小，但是对陈旧性瘢痕效果欠佳。对明显凸起的增生性瘢痕配合定制的弹力套对瘢痕施加压力，可以有效限制增生性瘢痕的发展，充分软化瘢痕。外用药物往往与其他治疗方法配合，可以互相提高疗效。而一些严重影响功能的瘢痕，还是要结合手术才能取得较好的治疗效果。

3．什么样的瘢痕需要手术？

不是所有的瘢痕都需要手术，瘢痕手术的主要适应证如下：①影响美观；②感觉异常，有痒、痛等不适感；③发生溃疡，继发癌变；④发生挛缩，造成畸形，或者局部器官受压迫，影响功能；⑤出现心理障碍，影响心理健康。

必须要注意的是，手术本身的创口意味着新的瘢痕产生，术后仍需要长期的抗瘢痕治疗，所以选择手术治疗瘢痕应调整好心态，选择专业医生制定手术综合类治疗方案。另外，瘢痕疙瘩需要谨慎选择手术治疗。

4．增生性瘢痕有好的治疗方法吗？

增生性瘢痕若无特殊原因，早期应先行非手术疗法预防。如出现严重挛缩畸形可给予手术矫正，多数情况下可先行非手术治疗，待瘢痕成熟、软化后，再行手术治疗。手术应充分松解挛缩，矫正畸形，以皮片或皮瓣移植恢复创面；后期再联合激光或浅层 X 线照射进行瘢痕的干预性修复治疗（图 5-1，图 5-2）。

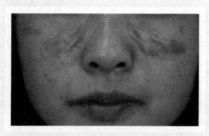

图 5-1 增生性瘢痕治疗前

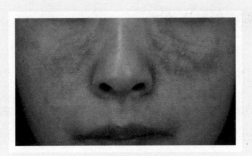

图 5-2　增生性瘢痕治疗后

 5. 瘢痕疙瘩什么时间治疗最好？

瘢痕疙瘩好发于胸前、耳郭、肩胛等部位,常伴有瘙痒、疼痛等不适,较轻的损伤即可引起生长。由于瘢痕疙瘩是呈外膨胀性生长,色泽与周围肤色不一样,多呈紫红色,且有的瘢痕疙瘩呈块状甚至造成皮肤的挛缩。因此,瘢痕疙瘩如果生长在面部等暴露部位,会严重影响患者的美观；如果生长过大且靠近关节部位,还会对患者的机体功能造成一定的限制,从而影响患者的生活质量。所以一般建议生长在暴露部位、生长过大且靠近关节部位及反复出现感染等症状的瘢痕疙瘩应当尽早治疗,尽早干预及治疗可减缓瘢痕疙瘩的向外扩张增生（图5-3）。

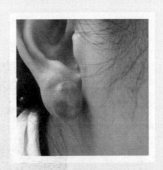

图 5-3　瘢痕疙瘩

6．手术后和外伤的瘢痕什么时间可以进行激光治疗？

　　瘢痕是人体受伤后，在伤口或创面自然愈合过程中的一种正常的、必然的生理反应，也是创伤愈合过程的必然结果。在手术后或外伤后都会有瘢痕的愈合，一般 3 ~ 4 周后创面的表皮愈合基本结束，后期真皮纤维组织逐渐增生即形成瘢痕性愈合。所以，早期的激光干预性治疗很重要。不同的创面，激光治疗的时机不同，若是手术缝线伤口，一般拆线后可以及早脉冲染料激光治疗；若是开放性外伤，一般在创伤后第 4 周进行点阵激光治疗。由此，在手术及外伤后，尽早进行激光治疗，可有效预防及治疗早期瘢痕。

 7．面部凹陷性瘢痕点阵治疗效果好吗？

　　面部凹陷性瘢痕多由青春痘、水痘、外伤等形成，临床上根据不同形态可分为 V 型、U 型及 W 型，往往严重影响患者容貌及心理，需要及时专业的修复治疗。目前激光修复面部凹陷瘢痕已经成为一线治疗方法。临床中常使用的点阵激光包括：剥脱性点阵激光如 CO_2 点阵激光和 Er 点阵激光，非剥脱点阵激光如 1540 nm 激光、1320 nm 激光等。点阵激光治疗面部凹陷性瘢痕是通过聚焦点状高能量的光束直接将瘢痕组织的胶原纤维打断，并聚集热刺激，重新启动皮肤的修复机制，让胶原重组，使凹陷组织逐渐增生修复达到瘢痕平复的效果。剥脱性点阵激光较非剥脱点阵激光创伤大，术后恢复时间长，但临床疗效优于非剥脱点阵激光。因此，迫切期望快速修复凹陷性瘢痕的患者，建议选择剥脱性点阵激光进行治疗。

 8. 如何快速祛除瘢痕？

瘢痕的治疗不是一蹴而就的，需要适当的疗法，长期的坚持。所以再次提醒广大患者，千万要调整好心态，选择正规医院，遵照医嘱坚持治疗，不能半途而废。

此类疾病的预后与转归

1. 瘢痕可以完全恢复正常吗？

瘢痕一旦形成，只能减轻，不能完全消除。目前瘢痕仍是个世界性难题，但并不是完全无计可施，通过多途径综合治疗可以软化缩小瘢痕，尽量使其与正常皮肤接近。

但需要提醒大家的是，瘢痕的治疗效果因人而异，个人的体质、瘢痕的部位、发生的时间等都会影响到治疗效果。所以希望广大患者在治疗过程中不要因为疗效的差异轻言放弃，要树立自信心，选择专业医生，坚持抗击瘢痕。

2. 手术治疗瘢痕的效果如何？

任何手术方式都不可能把瘢痕完全去除，只是最大限度地改善或矫正瘢痕造成的危害，而且手术刀口本身又会产生新的瘢痕，术后需要长期的抗瘢痕治疗。手术治疗效果的评价需要观察一年以上的时间。手术治疗很难使瘢痕完全恢复正常，所以选择手术治疗瘢痕应调整好心态，尤其术后的治疗更需要患者的坚持和配合。

3．治疗后的瘢痕还会增生吗？

　　如果是活跃期的瘢痕，或者瘢痕局部皮肤张力大或位于经常活动牵拉的关节等部位，则瘢痕增生的可能性较大，所以要定期复诊，防止瘢痕增生，同时在日常生活中尽量减少刺激瘢痕组织，例如抠抓、揉搓、皮肤牵拉等。

第六部分

面部老化性皮肤病

对照症状早就医

随着年龄的增长，无论在皮肤上涂抹多么昂贵的护肤品，也无法阻挡逐渐出现衰老的迹象，除了加强日常保养，必要时可以借助专业的医疗技术来进行改善。

 1. 皮肤老化征象

（1）皮肤出油且干燥。

（2）肤色暗淡无光泽、缺乏弹性。

（3）色斑逐渐增多。

（4）毛孔粗大。

 2. 皱纹的出现

（1）静态皱纹和动态皱纹：面部肌肉放松，不做表情就存在的皱纹属于静态皱纹；通过做喜、怒、哀、乐的表情，出现的皱纹属于动态皱纹。

（2）眼周细纹增多、颈纹加深。

3．面部轮廓的变化

（1）颞部凹陷。

（2）眉下垂，上眼睑下垂，嘴角下垂。

（3）鼻唇沟加深。

（4）下颌缘模糊、双下巴。

明明白白去看病

 1. 首次就医要去哪个科？

有皮肤护理相关问题及衰老迹象，首先需要到皮肤科，找专业的医生进行咨询。

 2. 首次就医要准备什么？

（1）首次就诊需要在自助机或柜台办理门诊就诊卡，并携带医保卡。

（2）就诊时需要卸妆，面部只涂抹基础的护肤品（水、乳），以免遮瑕产品影响医生对面部色斑、红斑、轮廓的判断。

 3. 首次就诊需要多久？

如只是咨询，一般 1 小时左右即可；如需治疗，就要预留半天的时间进行治疗前的沟通、设计、治疗及术后护理。

4．多久需要复诊？

根据不同的治疗项目，工作人员会进行下次就诊或回访时间的预约，如注射美容的患者一般预约2～3周，光电类治疗一般预约4周。

5．医生面对面，提前了解医生的问诊内容

（1）描述就诊原因：皮肤质地及色素的改变，面部松弛衰老的改变。

（2）如何进行日常皮肤护理。

（3）是否曾经做过光电类治疗、自体脂肪填充。有无注射过产品，产品名称、注射时间等。

（4）有无过敏史。

（5）是否备孕。

诊断检查该怎么做

1. 由专业的医生根据面部评估的标准和患者进行沟通。

2. 借助专业的检测设备，需清洁面部 30 分钟，静候在温度及湿度相对较为恒定的房间。VISIA 检测主要应用于面部色斑、红斑、皱纹，皮肤生理功能检测主要应用于皮肤的水分、油脂、经皮水分丢失、pH、弹性。

明确疾病聊治疗

1. 基础护肤：根据不同年龄段皮肤出现的问题，给予专业的指导。

2. 注射美容：引导患者接受正规医院、专业医生的注射。

3. 光电治疗：联合注射美容达到长期年轻化的目标。

治疗不适、出现并发症须就医

1．光电治疗后可能出现的不良反应有哪些？

光电治疗后出现的不良反应有烧灼感、红肿，应遵医嘱给予对症治疗即可缓解；如症状继续加重，需及时就医。

2．注射后可能出现的不良反应有什么？

注射后可能出现的不良反应有局部轻微肿胀、进针处瘀青、瘦脸针后咀嚼无力等，应遵医嘱给予对症治疗即可缓解，如出现以下情况请及时就医。

（1）过度矫正。

（2）注射部位莫名的肿胀、疼痛等感染迹象。

（3）注射部位的结节或肿块、注射物移位或变形、肉芽肿形成。

（4）过敏反应。

（5）发生严重的不良反应。

其它的不良反应还有：

软组织坏死：分为感染性坏死及缺血缺氧性坏死。

栓塞形成：动脉血管栓塞最为严重，常发生的部位有鼻部、鼻唇沟、眉间。

视力损伤：常发生在鱼尾纹、眉间纹及鼻部注射。

偏瘫：栓塞诱发。

严重不良反应一定要在最快地时间内进行处理，在注射过程中，自我感觉有不同寻常的疼痛，及时告知医生；注射后如发现注射周边皮肤发白、视觉变化、脑卒中迹象（说话困难、四肢麻木、严重头痛、意识混乱等），必须及时就医，以免错过最佳救治时机，造成无法逆转的损伤。

温馨提示：大家认为微整形基本上是不存在风险的，所以会盲目选择。实际上任何治疗均有一定的风险，请选择正规的医院、经验丰富的医生进行治疗，不要拿自己的面子当"试验田"。微整有风险，美丽需谨慎！

基础护肤相关 ——老化皮肤的护理

清 洁 篇

1. 皮肤特别油，是不是可以多洗几遍？

不可以，皮肤出油与多种因素有关，如环境因素、先天因素、饮食习惯等都会影响皮肤的状态。皮肤本身具有屏障功能，反复地过度清洗会损伤皮肤屏障，导致泛红、敏感等症状出现且并不能改善面部出油症状。日常生活中，每日洗脸 2 次足够，若想改善皮肤出油，除了在生活中调整作息、防晒、清淡饮食外，必要时还要就医，在医生的指导下合理治疗。

2. 总觉得毛孔里脏脏的，是不是可以用专业的洁面工具进行清洗？

目前市场上有多种专业洁面工具，且一些高级护肤品牌也有这样的设备，但是洁面工具也应该科学使用。以毛刷震动、摩擦为基础的洁面工具不适合角质层薄弱、皮肤过敏的人群使用，而对于正常人的

T区及油性皮肤的人群，洁面工具可以偶尔使用，不能作为日常清洁的设备。

3．我只是化了个淡妆，可以不用卸妆吗？

不可以，化妆品尤其是彩妆、眼影等含有很多矿物油、矿物颗粒成分，如果不认真卸妆会导致毛孔堵塞从而引发各种皮肤问题。

4．听说热水洗脸可以清洁毛孔，冷水洗脸可以收缩毛孔，到底用什么样的水温洗合适？

洗脸方式也应该因人而异，但无论是何种肤质的人，都不建议以过热的水洗脸。38 ℃左右的温水洗脸可以溶解面部油脂、彩妆残留等，冷水洗脸可以镇静、收缩毛细血管。因此，如果是白天使用过化妆品则建议以温水洁面（之前使用卸妆产品），油性及痘痘肌也适合以温水清洁（配合一定的洁面产品）。有些人习惯早上起床后单纯以冷水洁面，对于没有皮肤问题的人群这样做也是没有问题的，但不应使用过凉的水，如果是夏季，自来水的温度较为适合，而冬季自来水的温度就过低，此时则不建议直接用冷水清洁。

保 湿 篇

 1. 夏天皮肤已经很油了，还需要涂护肤品吗？

需要。皮肤出油往往是区域性的，可能同时合并皮肤干燥的问题，即使是全面部出油也仍然需要涂抹一些质地清爽的护肤品和防晒霜。因为夏季紫外线强、温度高、水分挥发快，自体分泌的"油脂"实际是汗液和皮脂的混合物，并不具备长效保湿的作用，仍然需要护肤品中的成分来起到润肤、隔离、减少水分流失的作用。

 2. 保湿面膜是不是可以天天敷？每次敷多久？

最好不要。敷面膜的时候皮肤处在渗透压不平衡的状态，皮肤的细微孔道会打开，细胞间的连接会变得疏松，长此以往皮肤的屏障功能会被破坏。最佳的面膜使用频率是每周 2～3 次，敷的时间根据面膜的种类略有差别，平均每次以不超过 20 分钟为宜。

 3. 每天用保湿喷雾喷无数次，为什么皮肤还是干？

目前市售的保湿喷雾成分主要是等渗水、矿物水，喷洒在皮肤表面即刻有清爽、湿润的感觉，但是这些表面水分在蒸发的同时也会带走皮肤自身水分，皮肤反而会觉得越来越干。对于没有面部皮肤问题的正常人群，使用保湿喷雾并无太大必要，尤其是一天中多次使用保湿喷雾，对肌肤更是有害无益。对于有面部炎症性皮肤病的人群，临时使用冰镇保湿喷雾可以控制瘙痒、灼痛症状，但喷洒后应将表面多余水分以干纸巾蘸干，并适当加涂润肤霜。当然，目前也有一些透明质酸保湿喷雾，这类喷雾会在皮肤表面形成一层薄膜，在一定程度上减少了水分蒸发，但仍建议按以上原则使用。

4．经常喝水是不是等于皮肤补水？

不完全等同。在干燥的气候环境中，多喝水是十分必要的，但是喝水并不能完全改善皮肤缺水状态，摄入的水由体内循环、代谢排出体外，并不能直接滋养皮肤角质层。

5．药妆品含药吗？会不会产生依赖？

药妆即医学护肤品，是指经过皮肤科专家认定的、不含有色素和香料、不含或少含防腐剂等添加剂的护肤品。药妆中并没有药物成分，但均是经过严格的、反复临床验证的产品，对皮肤可以起到保护、修复作用。正常人群及皮肤病患者都可以使用，药妆对敏感性肌肤以及损容性皮肤病能起到辅助治疗作用。药妆中并没有使皮肤"成瘾"的成分，因此不会产生依赖，如果停用药妆改用其他护肤品后出现所谓的"反弹效应"则有两种可能。一是所用产品不是合格药妆；二是皮肤仍处在敏感状态或对某些常见护肤品成分敏感。

6. 市面上那么多护肤品，该怎么选择？

选择正规品牌（要有安全成分标识），避免网购、传销、代购，不迷信"超好用"的面膜和护肤品，按照自己的皮肤类型选择产品，并根据季节、使用的反应等适时调整所用的产品。

防　晒　篇

1. 天天坐办公室，出门开车，还需要涂防晒霜吗？冬天和阴天是不是不需要防晒？

需要。光老化是造成皮肤衰老的主要外界原因，紫外线则是元凶，此外室内灯光、辐射也会损害皮肤。车玻璃并不能有效阻隔紫外线。冬天和阴天虽然气温低、相对凉爽，但仍然有紫外线存在，因此上述情况仍需要使用防晒霜。

2. 从来都晒不黑，而且晒晒白里透红，还用防晒吗？

需要。按照 Fitzpatrick 皮肤分型，晒后泛红的人群皮肤类型属于 Ⅰ~Ⅱ 型，此类人群易晒伤。即便没有严重的晒伤症状也要时刻注意防晒，因为暴露在紫外线下会加速皮肤的老化。

3．是不是防晒指数越高，防晒效果越好？

不是，目前市场上防晒霜的防晒系数（SPF）从 10 ~ 50 倍不等，倍数越大，防晒时间越长，防晒效果越好。SPF 高的产品含有更多的物理或化学防晒剂，对皮肤的刺激较大一些，且有些高倍数防晒产品太过油腻，容易堵塞毛孔，导致粉刺、痘痘出现。

4．防晒是不是一天涂一次就行？

不是，SPF 值 ×15 分钟为防晒的有效时间，如 SPF 值为 10 的防晒霜有效防晒时间是 150 分钟，超过这个时间就需要再次涂抹，如出汗较多、游泳后要及时补涂。

5．防晒霜、普通的护肤品，如水、乳涂抹的顺序是什么？

如果使用全套产品则建议以水 – 乳液 – 乳霜 – 防晒霜的顺序涂抹，但并不是所有人都需要这些程序，正常皮肤的保湿仅涂抹乳液或乳霜就足够了。

治疗篇（老化皮肤的光电治疗）

1. 面部肤色不均匀可以做光子嫩肤吗？

不一定。光子嫩肤又名强脉冲光，这是一种宽光谱的复合光，对面部红血丝、色斑有一定的作用，但并不一定适合所有人，面部有炎症感染、色素减退（白斑）及部分黄褐斑患者，就不适合做光子嫩肤。选择此项治疗之前需要专业的皮肤科医生、激光医生进行评估。

2. 做过光子嫩肤后皮肤会变薄吗？

不会。光子嫩肤并不损害表皮，不会导致皮肤变薄，相反光热作用会在一定程度上刺激真皮胶原合成增加，使得皮肤良性"增厚"，在一定程度上还能起到修复细纹、抗老化的作用。

3. 光子嫩肤做完后不能见光吗？需要休息多长时间？

光子嫩肤本身没有误工期，不影响工作和生活，不需要"静养休息"，某些患者治疗后会有轻微红肿，一般会在 3 天之内消退。做完光子嫩肤 2 个月之内防晒工作要更加严格，结合物理防晒（打伞、戴帽子、口罩遮盖）及涂抹防晒霜，能够防止色素沉着产生，达到更好的治疗效果。

4．点阵激光治疗后需要休息吗？

　　点阵激光可以修复皮肤表面的凹凸不平、瘢痕等。目前点阵激光分为剥脱性点阵和非剥脱性点阵。剥脱性点阵创伤相对较大，术后的红肿、结痂也会更为严重，治疗后短期内外观也会受影响，在一定程度上会影响社交，但普通室内工作者通常不需要因此而停工。非剥脱性点阵激光创伤小，更为安全，红肿及结痂都不明显，对社交影响小，因此术后可以正常工作。两种治疗的适应证略有不同，在选择的时候需要专业医生的评估。

5．点阵治疗痛苦吗？

　　点阵治疗是有"痛感"的，但是并不"痛苦"。如果面积较小，有的时候甚至不需要敷麻药，痛感有点像橡皮筋弹在身上的感觉，很短暂，多数人可以耐受。而在大面积的治疗前需要外涂麻药，这样治疗时患者几乎是感觉不到痛的。

6．点阵激光治疗痘坑效果好吗？

　　点阵激光适合于修复皮肤表面的凹陷，但是这种治疗不可能一次完成，单次治疗往往不能收到明显效果，需要反复、多次治疗。对于严重的痘坑，剥脱性点阵激光的效果要比非剥脱性点阵好一些，所需要的治疗次数也少一些，但是治疗的不良反应（结痂、色沉）可能会更重。

7. 激光脱毛可以永久吗？

可以。激光脱毛通过光能产生的热效应针对性地破坏毛囊，被破坏的毛囊不会再长出毛发。

8. 激光脱毛需要几次？

单个部位一般需要 3 ~ 6 次。

9. 激光脱毛会影响排汗吗？

一般不会。激光脱毛特异性地破坏毛囊，个别皮脂腺和汗腺可能会紧邻毛囊或有共同开口，但绝大多数的皮脂腺、汗腺是被有效保留的，能够完成排汗功能。

10. 面部射频紧致提升治疗后可以洗脸吗？

无创射频（如深蓝射频等）做完之后可以洗脸，有创射频（如黄金微针）等治疗过程中破坏表皮完整性，24 小时内不能洗脸。

11. 射频紧致效果能持续多久？需要多久做一次？

射频治疗仪器有很多种，主要原理是高频电流产生的热作用促进皮肤胶原合成，治疗间隔需要根据不同的仪器以及参数设置来决定。无创射频一般 2 ~ 4 周治疗 1 次，3 次以上会有一定效果。

12．射频可以除皱吗？

射频可以增强皮肤弹性，反复多次治疗可以修复细小皱纹（如眼周区域），但对于鼻唇沟、眉间纹这样的结构松弛及肌肉挤压造成的动态纹效果十分微弱。

13．果酸治疗是不是会伤害皮肤？

果酸治疗属于化学换肤治疗，利用的就是果酸的化学作用（酸性）来促进老化的角质层脱落，治疗要遵循循序渐进的原则，合理调整治疗时间及酸液浓度，多次治疗。治疗过程中会有轻微的刺痒的感觉。果酸治疗并不适合所有人，一定要在医生的指导下进行，否则是会"伤害"皮肤的（图 6-1，图 6-2）。

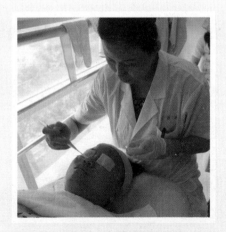

图 6-1　果酸治疗

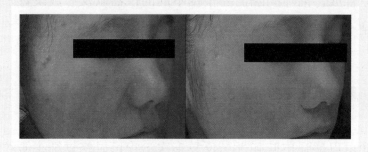

图 6-2　果酸治疗闭合性粉刺

14．果酸治疗后需要防晒吗？

需要。果酸治疗后老化的角质层脱落，皮肤容易晒伤、晒黑，因此需要特别注意防晒。

15．果酸治疗后可以正常洗脸吗？

可以。但是 1 周内应避免使用香皂、高泡沫洁面产品及面部磨砂产品。

16．果酸治疗后多久恢复？

果酸治疗没有传统意义上的"恢复期"，现在面部的果酸治疗一般用于治疗痤疮、痘痕、肤色暗沉、毛孔粗大等，治疗时间及治疗药物浓度都有严格的控制，治疗后面部微微泛红、浅表的轻微结痂都属于正常现象，1周左右能完全消退，在此期间只要注意防晒、避免过度清洁即可（图6–3，图6–4）。

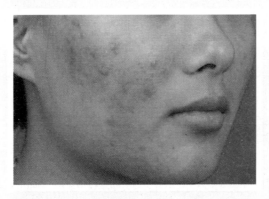

图6-3　痤疮

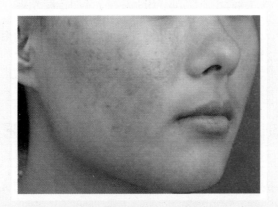

图6-4　痤疮果酸治疗后

17. 激光可以治疗黄褐斑吗？

可以，激光可以特异性地作用在黑色素上，因此具有祛斑功能。激光祛斑需要经过专业皮肤科医生的指导、制订个性化治疗方案。激光设备日新月异，但基本原理都是一样的，消费者没有必要盲目追求"最新款""高科技"，有经验的医师会利用现有的激光设备通过制订个体化的参数、随访计划来达到理想的治疗效果。当然，并不是所有的激光都适合黄褐斑，激光治疗不当则有可能加重黄褐斑。

 18. 黑脸娃娃和白瓷娃娃是什么激光治疗？

黑脸娃娃和白瓷娃娃本质上都是调 Q 激光，可以达到改善痘印、美白嫩肤的效果。这个名字的命名是市场推广时的形象比喻，区别在于黑脸娃娃在治疗前涂一层薄薄的碳粉，使用激光照射爆破后，使热量传导至皮肤，达到清除黑头、美白的效果，而白瓷娃娃则是直接使用调 Q 激光照射。

 19. 脸上的皱纹松弛比较严重，该选择什么方法呢？

皱纹及皮肤松弛有多种治疗手段，皮肤科常见的无创治疗方法有光电治疗、注射、埋线等。对于动态皱纹可通过肉毒素注射改善，静态皱纹可通过玻尿酸注射改善，同时联合光电治疗如激光、射频等技术可明显提高疗效。衰老是自然规律，定期选择以上医疗美容技术进行保养可延缓衰老。

注　射　篇

1. 除皱用什么办法可以立竿见影？

对于动态皱纹（表情纹），注射肉毒素是最简单有效的办法。对于鼻唇沟、静态的较深皱纹（颈纹、眉间纹）采用透明质酸注射的方式最为有效。

2. 肉毒素注射安全吗？

肉毒素是一种神经毒素，目前国内允许销售的只有衡力和保妥适两个品牌的 A 型肉毒素。美容治疗所使用的剂量单次一般不超过 100 U，远低于中毒剂量，因此是十分安全的，前提是使用正规的产品、选择正规的医疗机构治疗（图6-5 至图 6-8）。

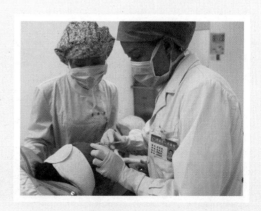

图 6-5　注射美容

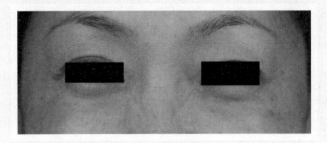

图 6-6　肉毒素注射前

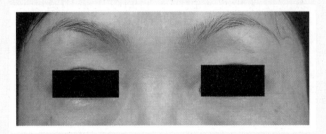

图 6-7　肉毒素注射后正常即刻

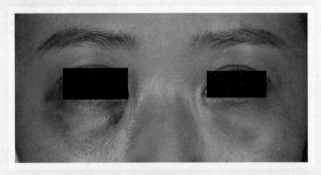

图 6-8　肉毒素注射后不良反应——眼周瘀青

3．孕期可以打肉毒素吗？

不建议。文献报道无意中注射了肉毒素的孕妇未出现孕产不良事件，但仍不建议孕期打肉毒素。

4．肉毒素注射除皱，以后不注射会不会引起皱纹加重？

不会。肉毒素通过抑制肌肉的收缩而改善皱纹，这种效应并没有"反跳作用"。但肉毒素除皱并不是永久性的，4～6个月后随着药物的耗竭，药效逐渐减弱到消失，皱纹会再次出现，因此需要再次治疗。

5．肉毒素注射一次可以保持多久？

肉毒素除皱的作用可以持续3～6个月。

6．肉毒素打过之后会出现面部僵硬吗？

分治疗部位。在眼角区域如果用量较大可能会引起表情不自然，而肉毒素瘦脸、治疗眉间纹、抬头纹时效果都比较自然。现在肉毒素的注射方式也很多样，每个医生注射的习惯可能都不太一样，选择有经验的医师注射，可以使面部表情僵硬的风险降至最低。

7. 年轻时需要打肉毒素吗？

肉毒素的应用范围十分广泛，除了抗皱还可以瘦脸，治疗腋臭、多汗等。根据个体的需求，16 岁以上人群都可以使用。皮肤皱纹一般在 25 岁之后才逐渐出现，因此肉毒素的抗皱治疗可以在 25 ～ 30 岁开始。当然，进行治疗之前需要专业的医生进行评估。

 8. 想瘦脸是打肉毒素还是做手术好呢？

80% 的东方人下颌宽大的问题可以通过注射肉毒素这种微创的手段解决。个别人的下颌角骨质突出，如果对自身面部形态要求较高，可以考虑手术治疗，但是下颌骨磨削或者截骨术创伤很大，所需要的技术水平很高，一般的非医疗机构不具备实施这种手术的能力和资质。

 9. 肉毒素可以祛除腋下多汗吗？

可以。研究发现肉毒素具有抑制皮脂腺、汗腺分泌的作用，能够显著改善腋下多汗和腋臭。对身体其他部位（如手掌、脚掌）的多汗也有很好的抑制作用。

 10. 法令纹用什么方法治疗好呢？

法令纹部位采用透明质酸（玻尿酸）注射可以起到良好的效果。

11.打一次玻尿酸可以维持多久?

根据注射的部位及玻尿酸的种类不同，维持的时间也不一样，一般在 6 ~ 12 个月。

12.玻尿酸为什么可以补水又可以填充?

玻尿酸的"补水"是由于其物理特性决定的。玻尿酸的本质是大分子黏多糖，具有吸收水分的功能。经过交联工艺处理的玻尿酸在体内的代谢速度减慢，可以用于填充、补充容积缺失。非交联的玻尿酸可以用于水光等治疗，给皮肤"补水"，提升皮肤亮泽度。

13.玻尿酸注射有风险吗?

有风险。玻尿酸注射的风险包括感染、红肿过敏、结节形成等，而后果最严重的莫过于堵塞血管造成的皮肤坏死。

14.听说现在涂抹式的玻尿酸也很火，它和注射的玻尿酸有什么区别?

注射填充的玻尿酸是交联度比较高的玻尿酸，整体分子量很大，不容易被吸收代谢，涂抹式玻尿酸是非交联的，分子量比较小，外用可以起到一定的保湿效果。

15. 哺乳期能不能打玻尿酸?

不能。哺乳期各种过敏反应的发生率较高,且代谢速率较快,万一发生感染等情况亦不利于哺乳,因此不适合注射玻尿酸治疗。

16. 鼻部多次注射玻尿酸会不会变宽?

有这种可能。如果注射技术不当或者选用的玻尿酸种类不合适,一次注射就有可能造成鼻背变宽。

17. 注射玻尿酸会不会造成血管栓塞?

会,有这种风险。皮肤的血管栓塞会导致皮肤坏死、感染,眼部血管栓塞甚至会导致失明。国内曾经做过相关统计,90%以上的注射玻尿酸后的栓塞事件发生在非正规注射条件下,选择合适的产品、正规的医院、有经验的医生会将这种风险降至最低。

18. 关于面部填充,我应该选择玻尿酸还是自体脂肪?

无论是玻尿酸还是自体脂肪都能够起到丰盈面部的作用,苹果肌、颞部及额部凹陷等使用玻尿酸或自体脂肪都能达到满意的效果,但鼻背、下巴的塑形还是使用玻尿酸比较好。

流行新技术篇（目前市场上热点的皮肤美容方法揭秘）

1. 水光针是什么？

水光针是利用微针技术将透明质酸、营养成分注入真皮层，改善皮肤质地和状态的一种方法。

2. 听说水光针效果很好，到底应该不应该打？

水光针在改善肤质方面大大优于一般的生活美容及护理，属于比较"高级"的保养项目，治疗后皮肤水润光泽，对于有痤疮、皮肤出油、毛孔粗大、黄褐斑的患者，医生还可以调整水光的"配方"来达到良好的治疗效果。根据个人经济条件及肤质，排除感染、过敏等禁忌证可以选择使用。

3. 水光针需要多久打一次？不打了会不会不好？

水光针1个月1次，连续治疗3次效果比较好，治疗效果可维持半年以上。水光治疗同样不会产生"依赖"和"反弹"，注射进皮肤的透明质酸会逐渐代谢吸收，如果不重复施打，1年以后会逐渐恢复到原来的状态。

4. 听说超声刀做一次可以维持3年，有那么神奇吗？

超声刀是利用超声聚焦产生的热作用对皮下组织及筋膜产生热凝

固，从而产生收缩作用的紧肤仪器，对面部会有一定的提升作用，但是治疗后肉眼可见的效果很微弱，因为面部老化是多种表现共存的，皮下浅层脂肪堆积、深层脂肪垫萎缩、皱纹产生等并不能通过超声刀治疗解决。超声刀治疗的效果也和仪器选择、参数设置、操作人员水平有很大关系，所以单纯通过超声刀治疗达到年轻化且作用维持3年的说法并不完全可信。

5．埋线和超声刀有什么区别？可以同时做吗？

埋线治疗分很多种，选择短小平滑的线埋置于真皮层、皮下浅层，可以促进胶原合成，改善肤质，纠正浅表皱纹；而带有锯齿（倒刺）的线则带有提升作用，俗称"悬吊线"，埋置在更深的层次可以纠正组织下垂，这种悬吊线的作用层次及作用机制和超声刀不同，产生的效果也不同。为了全面的改善面部老化、下垂问题可以两种方法结合使用，但须注意同一部位联合应用的顺序，埋线治疗后4个月内不能做超声刀治疗，否则在热能作用下埋置的线会溶解断裂。

6．都说线雕效果立竿见影，是吗？

面部提升所用的悬吊线的即刻效果是比较明显的，但也都是在原有基础上的适度改善，切不可为了追求显著的"提拉"而盲目、过度治疗，目前一些线雕的案例宣传、广告之类有过度夸大线雕作用之嫌。

7．面部松弛有什么办法可以解决？

上面说到的激光、射频、超声刀、注射、埋线治疗等都能改善皮肤松弛的问题。在治疗前，医生需要详细评估求美者的老化问题，提出个性化的解决方式，面部松弛的解决方案不可一概而论。

 8．市面上那么多美容项目，该怎么选择？

前面说过，"美丽"方案需要根据每个人不同的问题及需求个性化定制，但总体而言，光电治疗更为保守、安全，没有尝试过任何美容方面治疗的求美者可以先选择光电治疗。

 9．接受不了注射，有什么方法可以改善皱纹，紧致皮肤呢？

射频、黄金微针、激光、强脉冲光、超声刀都可以。但是这些治疗对于鼻唇沟这种深大皱纹和表情纹（如皱眉纹）等难以达到满意的治疗效果。

 10．射频紧致提升和超声刀哪个更适合 30 岁的我？

都可以。射频治疗作用层次较超声刀表浅，所需要的治疗次数较多，有些射频带有眼周探头（手具），全面部都可以使用，对皮肤表面的紧致、纹理的改善有益；超声刀对于筋膜层的提拉有一定作用，在额部使用可以起到提眉的作用，颈部、下颌处使用还可以起到改善下颌缘轮廓的作用，但眼周、眶内区域不能够使用，对操作人员的技术要求也更高一些。

参考文献

[1] Jeen L Bolognia, Joseph LJorizzo, Ronald Rapini.皮肤病学（第2版）[M].朱学骏,王宝玺,孙建方,等译.北京：北京大学医学出版社,2010.

[2] 李世荣.整形外科学[M].北京：人民卫生出版社，2009.

[3] 王炜.整形外科学[M].杭州：浙江科学技术出版社，1999.

[4] 李虹.广东省医疗美容医师培训教材系列丛书·美容皮肤分册[M].北京：人民教育出版社，2015.

[5] 黎冻.美容外科学概论[M].北京：人民卫生出版社，2010.

[6] 葛西健一郎.色斑的治疗[M].吴溯帆译.杭州：浙江科学技术出版社，2011.

[7] 卢忠.皮肤激光医学与美容[M].上海：复旦大学出版社，2017.

[8] 中国痤疮治疗指南专家组.中国痤疮治疗指南（2014修订版）[J].临床皮肤科杂志，2015,44（1）：52-57.

扫码获得
更多专家资源